血液学临床研究
案例解读

主　编◎张凤奎　刘利军　宋　振
副主编◎李　静　黄慧瑶　岳　熠

U0343419

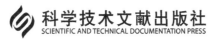

科学技术文献出版社
SCIENTIFIC AND TECHNICAL DOCUMENTATION PRESS

·北京·

图书在版编目（CIP）数据

血液学临床研究案例解读 / 张凤奎，刘利军，宋振主编. —北京：科学技术文献出版社，2021. 8
ISBN 978-7-5189-8054-3

Ⅰ. ①血… Ⅱ. ①张… ②刘… ③宋… Ⅲ. ①血液学—研究 Ⅳ. ①R331.1

中国版本图书馆 CIP 数据核字（2021）第 135633 号

血液学临床研究案例解读

策划编辑：付秋玲　责任编辑：张凤娇　孙洪娇　责任校对：文　浩　责任出版：张志平

出　版　者	科学技术文献出版社	
地　　　址	北京市复兴路15号　　邮编 100038	
编　务　部	(010) 58882938，58882087（传真）	
发　行　部	(010) 58882868，58882870（传真）	
邮　购　部	(010) 58882873	
官 方 网 址	www.stdp.com.cn	
发　行　者	科学技术文献出版社发行　全国各地新华书店经销	
印　刷　者	北京虎彩文化传播有限公司	
版　　　次	2021 年 8 月第 1 版　2021 年 8 月第 1 次印刷	
开　　　本	787×1092　1/16	
字　　　数	244千	
印　　　张	12.25	
书　　　号	ISBN 978-7-5189-8054-3	
定　　　价	42.00元	

编委会

前　言

近年来，加强临床医学研究体系建设已成为我国推进医学科技发展的重要举措。为了增强医学科技创新能力和服务能力，我国正努力打造一批高水平的国家临床医学研究中心，完善国家医学创新和医疗服务体系。国家临床医学研究中心建设中最重要的一项任务是要培养一批具有临床研究设计能力的临床研究医生。为了帮助血液科临床医生能够快速地了解临床研究中常见的研究类型和临床研究常用的设计方法，我们在医学与健康科技创新工程项目"临床试验能力提升（GCP）平台建设（项目编号：2020-I2M-2-007）"项目的支持下，组织了中国医学科学院肿瘤医院、中国医学科学院阜外医院和中国医学科学院血液病医院的专家和学者共同讨论、编写了这本《血液学临床研究案例解读》。

本书较系统地梳理了临床研究中的常用研究方法，以解析临床研究案例的方式向读者介绍研究方法的适用情景。所有的案例均是近5年发表在 *The Lancet*、*The Lancet Haematology*、*The Lancet Oncology*、*The New England Journal of Medicine*、*British Medical Journal*、*Blood* 等学术期刊上的高水平临床研究，临床研究案例不仅涵盖了研究者发起的临床研究中常见的实用性随机对照试验、队列研究、病例－对照研究案例，而且还涵盖了注册类药物临床试验中常见的剂量爬坡试验、等效性试验、非劣效性试验、优效性试验等经典的研究设计案例，此外，还兼顾了临床研究实践中应用较少的设计方法，如 Rolling six 设计和适应性设计等。本书选择的研究案例绝大多数是血液学研究，语言通俗易懂，便于自学，可以为血液科的临床医生学习临床研究方法提供借鉴和参考。

　　尽管在编写本书的过程中已参考了大量国内外文献资料，但难免存在遗漏、错谬、观点不一致之处，敬请广大读者和同行批评指正。

目　　录

第一章　绪论：临床研究设计概述 ……………………………………………… 1

第二章　真实世界研究 …………………………………………………………… 6

第一节　实用性随机对照试验 ………………………………………………… 7
案例：短期和长期储血对输血后死亡率的影响 ………………………… 7
研究设计解读 ………………………………………………………………… 12
第二节　注册登记类研究 ……………………………………………………… 14
案例：造血干细胞移植治疗慢性肉芽肿性疾病的注册登记类研究 …… 14
研究设计解读 ………………………………………………………………… 25

第三章　队列研究 ………………………………………………………………… 27

第一节　前瞻性队列 …………………………………………………………… 27
案例：结外 NK/T 细胞淋巴瘤患者的生存结局 ………………………… 28
研究设计解读 ………………………………………………………………… 31
案例：意义未名的单克隆丙种球蛋白病的长期随访 …………………… 34
研究设计解读 ………………………………………………………………… 38
第二节　回顾性队列 …………………………………………………………… 41
案例：伴有骨髓增生异常综合征或急性髓系白血病的 Shwachman-
Diamond 综合征患者的临床特征与结局 ……………………………… 41
研究设计解读 ………………………………………………………………… 44
案例：小儿造血干细胞移植中抗胸腺细胞球蛋白暴露与 CD4$^+$
免疫重建的关联 ……………………………………………………… 46

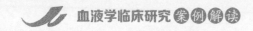

　　研究设计解读 ·· 55

第四章　病例－对照研究 ··· 58

第一节　常规病例－对照研究 ··· 59
　　案例：Ph（－）骨髓增殖性肿瘤患者动脉血栓形成对继发癌症的
　　　　　预测作用 ··· 59
　　研究设计解读 ·· 60
　　案例：肯尼亚儿童镰状细胞贫血与菌血症关联性的病例－对照研究 ······· 62
　　研究设计解读 ·· 67

第二节　巢式病例－对照研究 ··· 70
　　案例：线粒体 DNA 拷贝数与 B 细胞淋巴瘤发生风险的巢式病例－
　　　　　对照研究 ··· 70
　　研究设计解读 ·· 76

第五章　描述性研究 ··· 78

第一节　横断面研究 ··· 78
　　案例：英国与乌干达单克隆 B 淋巴细胞增多症的患病率和临床表型比较 ······· 79
　　研究设计解读 ·· 83

第二节　生态学研究 ··· 83
　　案例：皮肤活检率和黑色素瘤发生率相关性的生态学研究 ··············· 84
　　研究设计解读 ·· 87

第六章　探索性临床试验 ··· 88

第一节　3+3 剂量递增设计 ··· 89
　　案例：阿扎胞苷联合来那度胺治疗高危骨髓增生异常综合征和
　　　　　急性髓系白血病 ··· 89
　　研究设计解读 ·· 92

第二节　Rolling six 设计 ··· 94
　　案例：VTd 方案联合 Panobinostat 治疗复发性多发性骨髓瘤 ············· 94
　　研究设计解读 ·· 97

第三节　一般剂量递增设计 ··· 99
　　案例：AAV5-Factor Ⅷ 基因治疗技术治疗重度血友病 A ··············· 100
　　研究设计解读 ·· 104

第四节　单组目标值设计 ··· 105
　　案例：伊布替尼联合 Venetoclax 治疗套细胞淋巴瘤 ····················· 105
　　研究设计解读 ·· 107

第五节　单组二阶段设计 ⋯⋯⋯⋯⋯⋯⋯⋯⋯⋯⋯⋯⋯⋯⋯⋯⋯⋯⋯ 109

案例：维布妥昔单抗联合苯达莫司汀治疗复发难治性霍奇金淋巴瘤 ⋯⋯⋯⋯ 110

研究设计解读 ⋯⋯⋯⋯⋯⋯⋯⋯⋯⋯⋯⋯⋯⋯⋯⋯⋯⋯⋯⋯⋯⋯ 112

第六节　单组三阶段设计 ⋯⋯⋯⋯⋯⋯⋯⋯⋯⋯⋯⋯⋯⋯⋯⋯⋯⋯⋯ 114

案例：伊布替尼联合 Venetoclax 用于慢性淋巴细胞白血病一线治疗 ⋯⋯⋯ 114

研究设计解读 ⋯⋯⋯⋯⋯⋯⋯⋯⋯⋯⋯⋯⋯⋯⋯⋯⋯⋯⋯⋯⋯⋯⋯ 117

第七章　确证性临床试验 ⋯⋯⋯⋯⋯⋯⋯⋯⋯⋯⋯⋯⋯⋯⋯⋯⋯⋯⋯⋯ 121

第一节　等效性试验 ⋯⋯⋯⋯⋯⋯⋯⋯⋯⋯⋯⋯⋯⋯⋯⋯⋯⋯⋯⋯⋯ 122

案例：GP2013 与利妥昔单抗治疗初治晚期滤泡性淋巴瘤的疗效比较 ⋯⋯⋯ 122

研究设计解读 ⋯⋯⋯⋯⋯⋯⋯⋯⋯⋯⋯⋯⋯⋯⋯⋯⋯⋯⋯⋯⋯⋯⋯ 125

第二节　非劣效性试验 ⋯⋯⋯⋯⋯⋯⋯⋯⋯⋯⋯⋯⋯⋯⋯⋯⋯⋯⋯⋯ 128

案例：去铁酮与地拉罗司治疗儿童输血依赖型血红蛋白病 ⋯⋯⋯⋯⋯⋯ 128

研究设计解读 ⋯⋯⋯⋯⋯⋯⋯⋯⋯⋯⋯⋯⋯⋯⋯⋯⋯⋯⋯⋯⋯⋯⋯ 132

第三节　优效性试验 ⋯⋯⋯⋯⋯⋯⋯⋯⋯⋯⋯⋯⋯⋯⋯⋯⋯⋯⋯⋯⋯ 133

案例：索拉菲尼预防 FLT3-ITD（＋）急性髓系白血病异基因造血
干细胞移植后复发 ⋯⋯⋯⋯⋯⋯⋯⋯⋯⋯⋯⋯⋯⋯⋯⋯⋯⋯ 134

案例：伊布替尼或化学免疫疗法治疗慢性淋巴细胞白血病 ⋯⋯⋯⋯⋯⋯ 138

研究设计解读 ⋯⋯⋯⋯⋯⋯⋯⋯⋯⋯⋯⋯⋯⋯⋯⋯⋯⋯⋯⋯⋯⋯⋯ 142

第八章　期中分析与适应性设计 ⋯⋯⋯⋯⋯⋯⋯⋯⋯⋯⋯⋯⋯⋯⋯⋯⋯⋯ 145

第一节　期中分析 ⋯⋯⋯⋯⋯⋯⋯⋯⋯⋯⋯⋯⋯⋯⋯⋯⋯⋯⋯⋯⋯⋯ 145

案例：初诊多发性骨髓瘤自体造血干细胞移植与 VMP 强化方案的
疗效比较，以及联合或不联合 VRd 巩固方案和来那度胺
维持治疗的疗效比较 ⋯⋯⋯⋯⋯⋯⋯⋯⋯⋯⋯⋯⋯⋯⋯⋯ 145

研究设计解读 ⋯⋯⋯⋯⋯⋯⋯⋯⋯⋯⋯⋯⋯⋯⋯⋯⋯⋯⋯⋯⋯⋯⋯ 148

案例：艾曲泊帕治疗慢性免疫性血小板减少症 ⋯⋯⋯⋯⋯⋯⋯⋯⋯⋯ 149

研究设计解读 ⋯⋯⋯⋯⋯⋯⋯⋯⋯⋯⋯⋯⋯⋯⋯⋯⋯⋯⋯⋯⋯⋯⋯ 153

第二节　适应性设计 ⋯⋯⋯⋯⋯⋯⋯⋯⋯⋯⋯⋯⋯⋯⋯⋯⋯⋯⋯⋯⋯ 154

案例：地西他滨 5 天和 10 天方案治疗初诊老年急性髓系白血病 ⋯⋯⋯⋯ 154

研究设计解读 ⋯⋯⋯⋯⋯⋯⋯⋯⋯⋯⋯⋯⋯⋯⋯⋯⋯⋯⋯⋯⋯⋯⋯ 157

附表 1　Simon 二阶段设计样本量 ⋯⋯⋯⋯⋯⋯⋯⋯⋯⋯⋯⋯⋯⋯⋯⋯⋯⋯⋯ 161

附表 2　Ensign 三阶段设计样本量 ⋯⋯⋯⋯⋯⋯⋯⋯⋯⋯⋯⋯⋯⋯⋯⋯⋯⋯ 164

附录 1　观察性研究 STROBE 声明清单 ⋯⋯⋯⋯⋯⋯⋯⋯⋯⋯⋯⋯⋯⋯⋯⋯ 168

STROBE 流程图 ⋯⋯⋯⋯⋯⋯⋯⋯⋯⋯⋯⋯⋯⋯⋯⋯⋯⋯⋯⋯⋯⋯⋯⋯⋯ 174

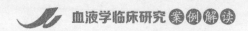

STROBE Flow Diagram ……………………………………………………… 175

附录 2　随机试验 CONSORT 2010 声明清单…………………………… 176

CONSORT 2010 流程图 ………………………………………………… 182

CONSORT 2010 Flow Diagram ……………………………………… 183

第一章 绪论：临床研究设计概述

1. 从循证医学金字塔开始

循证医学的概念最早出现在 1992 年，是由加拿大皇家科学院院士、McMaster 大学医学中心临床流行病学和生物统计学系教授 Gordon Henry Guyatt 首次提出，英文为 Evidence-based Medicine，顾名思义就是遵循证据的医学。循证医学将证据分为九个级别，每一个级别对应一种研究类型，并绘制成"九级证据金字塔"（图 1-0-1），从上到下的顺序依次为"系统综述与 Meta 分析""随机对照试验""队列研究""病例－对照研究""病例系列研究""病例报告""专家意见、观点""动物实验"和"体外实验"，在金字塔中的位置越高，对临床实践的指导价值就越高。

流行病学中将偏倚定义为观察值对真实值的偏离，如果研究中存在的偏倚过多，那么结果的真实性和可信度就会大大降低。但真实值永远是未知的，我们只能通过控制偏倚来达到观察值能够准确反映真实值的目的。控制偏倚的最好方式是研究设计，金字塔中每一级研究类型都有固定的研究框架，决定研究框架的重要因素就是研究设计中设置对照的方式和观察时间的走向。本书将结合血液病学的特点，介绍临床研究中常见的适合在血液病学领域开展的临床研究设计方法，为血液病医疗工作者提供更多的研究思路。

2. 临床研究的分类

临床研究是以疾病的诊断、治疗、预后、病因和预防为主要研究内容，以患者为主要研究对象，以医疗服务机构为主要研究基地，由多学科人员共同参与组织实施的科学研究活动（图 1-0-2）。临床研究分类中一个关键的划分截点是"人为施加干预"，根据研究者是否为了研究目的将干预因素施加到研究对象身上，可将临床研究分为观察性研究和干预性研究两大类。如果研究对象的暴露因素有无和暴露水平高低均与研究者无关，研究者在临床实践中作为观察者，只是观察、记录、描述研究对象的暴露情况，我们将这一类研究定性为观察性；如果研究者给研究对象施加了干预措施（处理因素）如药物治疗、手术、医疗器械等，研究对象接受干预的种类、方式、剂量等

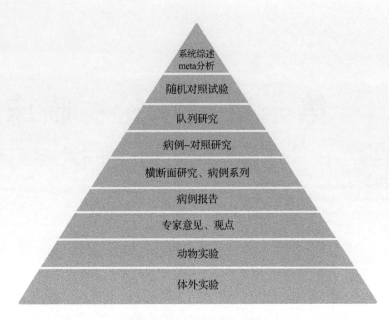

图 1-0-1　九级证据金字塔

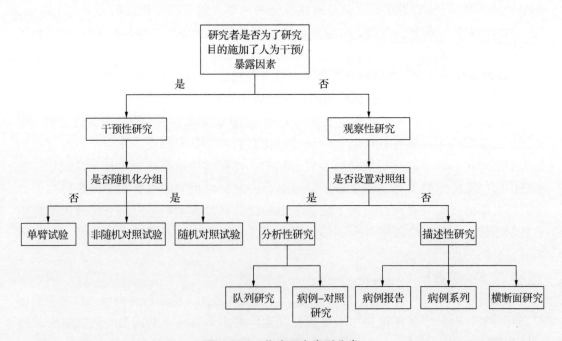

图 1-0-2　临床研究类型分类

均与研究者有关，我们将这一类研究定性为干预性。

　　观察性研究可再分为描述性研究和分析性研究，区分这两者最简单的方法是看研究是否设置对照组。描述性研究是指按照事先制订好的计划，搜集特定时间内有关疾病或健康状况在时间、空间、人群中的分布特征及其可能的影响因素，将搜集的资料按照不同时期、不同地点、不同人群的特征进行分组，对其进行描述和比较，描述性研究可以进行病因探索，但不足以得出可靠结论。描述性研究可再细分为横断面研究、病例报告、病例系列、生态学研究几类。值得注意的是，横断面研究又称为现况调查、患病率调查，关注的点是特定时间内疾病的存在情况，而非发生频率，这一时间内，暴露因素与结局事件发生的先后顺序不能确定，故横断面研究得出的结论不足以推断因果关联。分析性研究是在描述性研究的基础上，根据描述性研究提出的可疑暴露因素的暴露情况设置暴露组－非暴露组（队列研究），比较分析各组结局事件的发生率，或根据结局事件的发生情况设置病例组－对照组（病例－对照研究），比较分析各组的暴露比，对提出的病因假设进行检验，从而判断暴露因素与结局事件是否有关及关联程度的大小。由于设置对照组的方式不同，分析性研究中的队列研究与病例－对照研究提供的证据强度也不同。队列研究强调的是从暴露向结局的进展，而病例－对照研究是从结局到暴露的回溯，病例－对照研究在时间顺序上的逆行虽缩短了研究时间，提高了研究效率，但也给研究引入了更多的偏倚，因此研究者在设计和实施阶段应格外审慎。

干预性研究根据有无对照组分为单臂试验、双臂试验和多臂试验。一般以探索性为目的的早期临床试验多采用单臂试验设计，例如Ⅰ期剂量爬坡与剂量扩展试验和Ⅱ期初步评价药物疗效与安全性的单臂单阶段和单臂多阶段试验。随着精准医学的不断进展，从原来的疾病组织学分型到现在的分子分型，越来越多针对特定靶点的新药开始涌现，对于具有特殊分型的患者人群，单臂试验只需较低的样本量和较短的疗效评价时间就能快速获得有关药品的有效性和安全性结论，因此也成为近些年广受关注的临床试验设计类型。2020年12月国家药监局发布了《单臂试验支持上市的抗肿瘤药进入关键试验前临床方面沟通交流技术指导原则》，强调了有关单臂试验方案设计中受试人群应满足"充分治疗，缺乏标准治疗"的原则，试验终点的选择要与药物作用特点相适应等单臂试验考虑要点，但鉴于单臂试验自身存在的偏倚和偶然性较多，试验结果稳定性不强等原因，单臂试验还是不能完全替代大型随机对照试验，研究者在选择该方法时应充分考量前期数据、目标适应证发病和治疗现状等方面。

双臂和多臂试验又根据是否采用随机化方式将研究对象分为干预组和对照组，分为随机对照试验和非随机对照试验。随机化分组是指每一个研究对象进入干预组或对照组的可能性是相同的，这一分组方法能够平衡组间任何已知和未知的混杂因素，使干预组和对照组除干预因素外，其余因素在组间的分布完全一致，即使组间某因素存在差异，我们也能默认这种差异是由机遇导致的，而非选择偏倚。随机分组增强了组间可比性，盲法的应用也极大避免了信息偏倚的出现，因此，随机对照试验被认为是评价诊疗措施效果的金标准。另外，对药物疗效预期的不同，随机对照试验还可再分为等效性试验、非劣效性试验和优效性试验。非随机对照试验是未采用随机化分组的方式设置干预组和对照组的临床试验，但并不代表这种临床试验是随意分组。一般研究者会使用交替分组的形式分配各组的受试者，这种分配形式虽然一定程度降低了研究的科学性，但其产生的证据仍优于一般观察性研究。

3. 临床研究中的灵活设计

确证性随机对照试验通常需要较大样本量和较长的研究时间，为提高试验效率，充分利用研究资源，加速药物研发进程，适应性设计应运而生。这是一种允许事前制订方案修订计划，基于试验过程中已积累的数据，对试验中一个或多个方面进行修改的临床试验设计。这种设计对探索性临床试验和确证性临床试验都同样适用，例如剂量探索试验中，适应性设计能将更大比例的受试者分配到最优治疗组中，减少表现较差的治疗组中受试者的数量，增加受试者获益的可能性的同时也能缩小试验成本；确证性临床试验中，适应性设计能够在盲法或非盲的条件下对正在进行中的试验进行前瞻性更改，且不损害统计学有效性。常见的适应性设计方法有Ⅱ/Ⅲ期无缝设计、样本量再估计、成组序贯设计、人群富集设计等。由于灵活性强，所以在使用该设计方法时，研究者要特别注意方案的修改计划应在事前制订完善，在保证申办者和研究者盲态的条件下对方案实施调整，以及考虑做出的调整是否会引起Ⅰ类错误膨胀，是否会使试验结果难以解释等问题，必要时还要设立独立数据监察委员会。

4. 从随机对照试验到真实世界研究

临床研究中评价医疗产品有效性和安全性的金标准是随机对照试验，但严格的入排标准、治疗和随访程序使试验具备高度内部真实性的同时，也削减了其外部真实性，对研究结论外推至实际应用造成了困难。近年来，真实世界研究（RWS）的关注度日渐提升，它是在真实的医疗环境里系统性地收集临床常规产生的与患者有关的数据，经过分析，获得医疗产品的使用价值及潜在获益或风险的临床证据的一类研究，产生的结论可以作为随机对照试验的辅助证据，助力药物研发与审批。

真实世界研究是一个大的范畴，既包括观察性研究，也包括干预性研究。这里的观察性研究和临床研究中的观察性研究大体上是一致的，其实临床研究中的观察性研究包括队列研究、病例–对照研究、横断面研究等均是在真实世界里完成的，都能够视作为真实世界研究。真实世界研究中观察性研究的特殊类型是注册登记类研究，这类研究与队列研究相似，是按照事先制订好的计划，系统地观察收集、按照统一的标准记录特定患病人群或特殊暴露人群的临床相关数据，并对临床结局做出评价，从而为临床决策和政策制定提供依据，它一般依托于大型疾病注册登记系统、专病队列数据库，如国家血液系统疾病队列研究、中国国家卒中登记、中国国家罕见病注册登记系统等。从科研和临床用途角度，注册登记类研究的结果多用于描述疾病自然史和人口学特征、了解疾病治疗与转归的多样性及其影响因素、评价药物的临床有效性和安全性等；从宏观政策角度，注册登记类研究的结果可以评估医疗卫生服务机构间的质量差异，并作为国家制定医疗政策的科学依据。

参考文献

[1] KENNETH F. SCHULZ, DAVID A. GRIMES. Essential Concepts in clinical research: Randomized Con-

trolled Trials and Observational Epidemiology，2nd，America：Elsevier，2018.

［2］沈洪兵．大数据时代的临床医学研究——机遇和挑战．南京医科大学学报（自然科学版），2020，40（3）：303 - 305.

［3］SACKETT DL，ROSENBERG WM，GRAY JA，et al. Evidence based medicine：what it is and what it isn't. BMJ. 1996 Jan 13；312（7023）：71 - 2.

［4］ Suny Downstate Medical Research Library of Brooklyn：The Evidence Based Pyramid. https：// guides. downstate. edu/ebm，2019.

［5］ H. FLETCHER，SUZANNE W. FLETCHER，EDWARD H. WAGNER. Clinical Epidemiology-The Essentials. 5th Edition ［M］，London：Wolters Kluwer，2005.

［6］CDE. 单臂试验支持上市的抗肿瘤药进入关键试验前临床方面沟通交流技术指导原则．2020.

［7］ J. MARK ELWOOD. Critical appraisal of epidemiological studies and clinical trials. Oxford，3rd Edition，Oxford University Press，2007.

［8］DAVID MARCHEVSKY. Critical Appraisal of Medical Literature. Springer. 2000.

第二章 真实世界研究

1. 真实世界研究是什么？

真实世界研究是指在真实的临床治疗场景（真实世界）下，针对预设的临床问题，系统性收集各种患者健康状况、诊疗及保健相关的数据（真实世界数据）并进行分析，获得有关药物的使用价值及潜在获益－风险证据（真实世界证据）的研究。

2. 为什么要做真实世界研究？

一直以来，随机对照试验因提供的证据可靠性较高被认为是评价药物安全性和有效性的金标准，故而在药物临床研究中被广泛采用。但这种设计方法也存在一些局限性，比如设置严格的入选与排除标准导致试验人群对全体目标人群代表性较差，研究结论难以外推至临床实际应用；在有限的随访时间内难以观察到远期的或罕见的不良反应；由于样本量受限，随机对照试验在罕见病领域实施较为困难等。当基于随机对照试验获批的药物在投入临床后，就脱离了理想的试验条件，没有高度一致的受试者群体，没有严格的方案遵循，需要面临的真实临床场景是复杂且多变的，日常诊疗中的患者群体有高度的异质性，包括年龄、经济水平、疾病分型、病情轻重、合并症及合并用药等，这些特征上的差异可使药物的实际治疗效果因人而异；此外，医生在治疗过程中会从实际病情出发调整治疗方式、用药剂量与随访频率，所关注的焦点也从药物疗效延伸到患者生活质量、疾病负担和社会医疗资源利用等多个方面，这就致使一些在试验中有良好表现的药物回归到日常医疗实践后，并没有显示出等同的治疗作用。但对于临床医生来说，一种用标准病例样本和严格方案执行证实了治疗效力的新药在投入临床使用后，他们最想要知道的是这种药物在真实临床场景下的真实表现。

3. 真实世界研究设计

设想一个研究场景：有一种基于随机对照试验证据获批的药物，研究者希望在实际临床诊疗中更加深入、全面地了解它的有效性、安全性，以及患者使用情况和药物经济学效益等方面的内容。对于这一科学问题，研究者既可以设计成观察性研究，也可以设计成干预性研究来进行探讨，但无论是哪种形式的研究，研究者和研究对象所处的环境都不再像随机对照试验那般有诸多的严格限制条件，而是处于真实的临床。如果是观察性研究，研究者可以从医疗机构的数据库、家庭和社区获取有关患者诊疗、疾病管理的数据；如果是干预性研究，研究者可以设置宽泛的入排标准以包含不同特征的患者，可以根据病情变化调整用药剂量与访视频率等。这样的场景下，研究者不再将视角局限在理想环境，而是放宽标准去模拟真实的临床条件，这就是真实世界研究的原理。

真实世界研究与随机对照试验并不对立，它们是一种证据互补关系，区分真实世界研究和随机对照试验的标准是开展研究的场景。在真实的临床场景下，干预性和非干预性（观察性）研究都同样适用，前者指主动施加某种干预措施的研究，也称为实用性临床试验（PCT）；后者可再细分为描述性研究（横断面研究、病例-报告与病例系列、生态学研究）和分析性研究（病例-对照研究、队列研究）。

第一节　实用性随机对照试验

实用性随机对照试验是指在最贴近常规医疗实践的环境下开展的临床试验，这类研究既符合传统随机对照试验的设计要求，在实用性层面也具有自身特色。这里的实用性是指研究在更宽泛的患者群体中反映出不同治疗方案的真实疗效，所得出的结论能够直接外推到临床实际应用，给医生提供最佳的治疗决策。

实用性随机对照试验具有以下特点：①研究的实施地点以及干预条件为真实临床环境，外推性好；②在受试者的选择上一般不制订特别严格的入选和排除条件；③一般不设置盲法，医生能够根据病情调整用药方案，也允许患者与医生交流个人用药的情况。

案例：短期和长期储血对输血后死亡率的影响

一、背景与试验目的

输注红细胞是医学常见的干预措施之一，血液在输血前最多可保存42天。有随机对照试验表明，长期保存后输血不会增加患者发生不良事件的风险，但这些试验大多数都限于高风险人群，并不能有效检测出微小但有临床意义的死亡率差异。本研究试图找出在一般住院患者中，血液储存时间是否会对输血后死亡率产生影响。

二、研究方案

1. 研究设计

本研究为一项实用性随机对照试验,在四个国家共六家医院进行。研究以 1 : 2 的比例将储存时间最短(短期储存组)和储存时间最长(长期储存组)的血液随机分配给需要输注红细胞的患者,即有 1 个接受存储时间短血样的患者同时有 2 个接受存储时间长血样的患者。由于前期研究数据表明,使用其他类型的血液无法实现至少 10 天的平均血液存储时间差,故主要分析只限于 A 型或 O 型血患者。

2. 研究人群

研究人群为 18 岁以上需要输注红细胞的住院患者。

3. 随机化和干预

医院血库工作人员在收到输血请求后执行随机化分配。患者按照 1 : 2 比例接受储存时间最短(短期储存组)或储存时间最长(长期储存组)的血液(1 : 2 比例可避免血液样本红细胞过期)。研究人员使用电脑产生随机表,按照研究中心和患者血型进行分层。在每个分层中,按照随机区组的大小(3 或 6)进行治疗分配。因在血液样本上必须标明采集或失效日期,故研究未采用盲法。

根据研究分组,患者会收到血库库存中最新鲜或最陈旧的红细胞。研究方案预先规定了两个研究组红细胞平均保存时间至少相差 10 天。

4. 研究结局

主要结局是院内死亡率,次要结局是从入院到院内死亡的时间间隔。主要分析仅限于 A 型或 O 型血患者,因 B 型和 AB 型血患者不常见,无法实现至少 10 天的平均存储时间差;次要分析包括所有血型的患者。

5. 数据收集

研究数据均来自医院电子病历,包括人口学信息、诊断信息、住院时间和出院时状况。所有输注红细胞的信息(血型和储存时间)以电子方式从医院的实验室信息系统获取。

6. 统计分析方法

研究假设长期储存组的 A 型或 O 型血患者院内死亡率为 10%,短期储存组的院内死亡相对风险比长期储存组低 15%,按照短期储存组与长期储存组 1 : 2 比例随机分组,当样本量为 24 400 例时,可以有 90% 的检验效能检测出两组差异有统计学意义。在对 12 555 名患者进行了随机分组后,因观察到的院内死亡率(约为 8.2%)低于预期,故重新计算样本量,假设长期储存组的死亡率为 8%,短期储存组死亡的相对危险度降低 15%,绝对风险降低 1.2%。因此将样本量调整至 31 497 例。

主要分析基于改进的意向性治疗原则,仅纳入 A 型或 O 型血患者首次入院数据,次要分析纳入所有血型患者。

以院内死亡为结局进行 logistic 回归模型拟合，并根据研究中心和患者血型进行分层分析，计算优势比和 95% 置信区间，使用 Wald 检验评估组间院内死亡率差异。次要分析基于 A 型或 O 型血患者入院至院内死亡时间间隔进行 Cox 回归分析，并根据研究中心和患者血型进行分层分析。比例风险假设的模型诊断基于 Schoenfeld 残差和相关检验。将患者出院视为竞争风险，用非参数方法估计院内死亡的累积发生率。

进行亚组分析以评估研究中心、国家、血型和主要诊断类别（心血管疾病、肿瘤、外伤、消化系统疾病和其他）之间治疗效果的一致性。针对 A 型或 O 型血的患者拟合了四个 logistic 回归模型，包括每组变量的主效应以及治疗指标与分组变量之间的相互作用项。还对三个预先指定的高风险亚组（接受心血管外科手术的患者、入住 ICU 的患者和肿瘤患者）进行了主要和次要分析。

对进一步评估血液储存时间对院内死亡率的影响进行了额外的探索性分析。拟合 Cox 回归模型中包括表示输注血液最大储存时间的时间依存协变量，并按研究中心、血型和输注的血液累积量进行分层分析。因输血量大的患者暴露于储存时间长的血液和死亡的风险相对较高，故血液累积量也是潜在的混杂因素。因此也对患者接受的血液的累积平均储存时间进行了分析。

三、主要结果与结论

2012 年 4 月至 2015 年 10 月，期间共有 31 497 例患者接受了随机分组，其中 20 858 名患者纳入主要分析（短期储存组 6936 名，长期储存组 13 922 名）。患者基线期特征描述见表 2-1-1。

表 2-1-1 基线期患者人口学特征及临床特征（主要分析）

特 征	短期储存组（$n = 6936$）	长期储存组（$n = 13\ 922$）
女性［人数（%）］	3442（49.6）	6913（49.7）
中位年龄（IQR）（岁）	69（57～79）	69（57～79）
血型［人数（%）］		
A 型	3307（47.7）	6613（47.5）
O 型	3629（52.3）	7309（52.5）
入院至第一次输血天数		
中位数（IQR）	2（0～5）	2（0～5）
第 5～第 95 百分位数	0～17	0～17

续表

特 征	短期储存组 （n = 6936）	长期储存组 （n = 13 922）
疾病诊断分类［人数（%）］		
感染或寄生虫病	207（3.0）	370（2.7）
肿瘤	891（12.8）	1931（13.9）
血液、造血器官和免疫系统疾病	439（6.3）	840（6.0）
内分泌、营养或代谢病	165（2.4）	327（2.3）
循环系统疾病	1947（28.1）	3818（27.4）
呼吸系统疾病	303（4.4）	576（4.1）
消化系统疾病	847（12.2）	1676（12.0）
骨骼肌和结缔组织疾病	342（4.9）	661（4.7）
泌尿生殖系统疾病	236（3.4）	517（3.7）
妊娠、分娩和产褥期疾病	132（1.9）	295（2.1）
外伤、中毒或外因事故	965（13.9）	1916（13.8）
影响健康状况和与卫生部门接触的因素	113（1.6）	229（1.6）
症状、体征和临床实验室检查结果异常	202（2.9）	387（2.8）
其他诊断	147（2.1）	379（2.7）

A 型或 O 型血患者接受了 76 356 单位红细胞输注（短期储存组为 25 466 单位，长期储存组为 50 890 单位），分析结果见表 2-1-2。两组的血液储存天数见图 2-1-1。

表 2-1-2　输血数据（主要分析）

变 量	短期储存组 （n = 6936）	长期储存组 （n = 13 922）	P
自随机入组至第一次输红细胞时间间隔中位数（IQR）（小时）	0.1（0.0 ~ 0.5）	0.1（0.0 ~ 0.6）	0.08
红细胞输注单位数	25 466	50 890	
每例患者输注红细胞单位数			0.57
中位数（IQR）	2（2 ~ 4）	2（2 ~ 4）	
范围	1 ~ 227	1 ~ 92	
每例患者输注细胞发生输血时间的次数			0.78
中位数（IQR）	1（1 ~ 2）	1（1 ~ 2）	

续表

变　　量	短期储存组 （$n = 6936$）	长期储存组 （$n = 13\,922$）	P
范围	1～87	1～58	
输注红细胞的储存时间（天数）			<0.001
均值±标准差	13.0±7.6	23.6±8.9	
中位数（IQR）	11（8～16）	23（16～31）	
每例患者输注红细胞的储存时间（天数）			<0.001
每例患者输注的红细胞年龄中位数（IQR）	11（8～15）	24（18～30）	
每例患者输注的最老红细胞中位数（IQR）	12（8～18）	27（19～36）	
其他输注［人数（%）］			
血小板	1289（18.6）	2579（18.5）	0.91
血浆	1155（16.7）	2270（16.3）	0.49
冷凝蛋白质	403（5.8）	755（5.4）	0.23

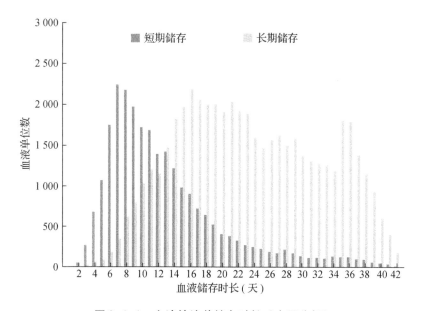

图 2-1-1　血液输注前储存时长（主要分析）

短期储存组与长期储存组间患者输血后院内总死亡率差异无统计学意义（9.1% VS 8.7%，OR = 1.05；P = 0.34）。亚组分析结果未发现有交互作用，分析结果见图 2-1-2。

在本研究中，未发现输注不同储血时间血液的输血患者死亡率存在显著差异。主要分析和次要分析均未发现输注新鲜血液的获益，亚组分析的结果也一致。本研究的实

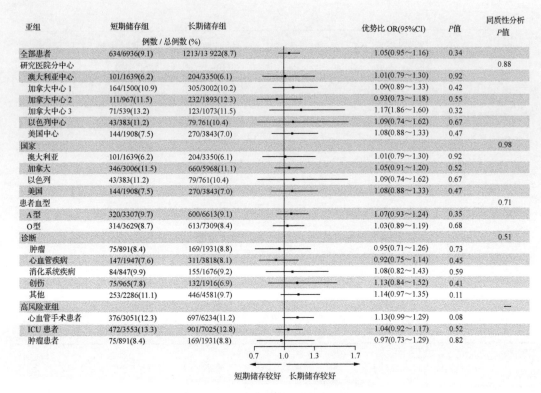

亚组	短期储存组	长期储存组		优势比 OR(95%CI)	P值	同质性分析 P值
	例数/总例数(%)	例数/总例数(%)				
全部患者	634/6936(9.1)	1213/13 922(8.7)		1.05(0.95~1.16)	0.34	
研究医院分中心						0.88
澳大利亚中心	101/1639(6.2)	204/3350(6.1)		1.01(0.79~1.30)	0.92	
加拿大中心1	164/1500(10.9)	305/3002(10.2)		1.09(0.89~1.33)	0.42	
加拿大中心2	111/967(11.5)	232/1893(12.3)		0.93(0.73~1.18)	0.55	
加拿大中心3	71/539(13.2)	123/1073(11.5)		1.17(1.86~1.60)	0.32	
以色列中心	43/383(11.2)	79.761(10.4)		1.09(0.74~1.62)	0.67	
美国中心	144/1908(7.5)	270/3843(7.0)		1.08(0.88~1.33)	0.47	
国家						0.98
澳大利亚	101/1639(6.2)	204/3350(6.1)		1.01(0.79~1.30)	0.92	
加拿大	346/3006(11.5)	660/5968(11.1)		1.05(0.91~1.20)	0.52	
以色列	43/383(11.2)	79/761(10.4)		1.09(0.74~1.62)	0.67	
美国	144/1908(7.5)	270/3843(7.0)		1.08(0.88~1.33)	0.47	
患者血型						0.71
A型	320/3307(9.7)	600/6613(9.1)		1.07(0.93~1.24)	0.35	
O型	314/3629(8.7)	613/7309(8.4)		1.03(0.89~1.19)	0.68	
诊断						0.51
肿瘤	75/891(8.4)	169/1931(8.8)		0.95(0.71~1.26)	0.73	
心血管疾病	147/1947(7.6)	311/3818(8.1)		0.92(0.75~1.14)	0.45	
消化系统疾病	84/847(9.9)	155/1676(9.2)		1.08(0.82~1.43)	0.59	
创伤	75/965(7.8)	132/1916(6.9)		1.13(0.84~1.52)	0.41	
其他	253/2286(11.1)	446/4581(9.7)		1.14(0.97~1.35)	0.11	
高风险亚组						—
心血管手术患者	376/3051(12.3)	697/6234(11.2)		1.13(0.99~1.29)	0.08	
ICU患者	472/3553(13.3)	901/7025(12.8)		1.04(0.92~1.17)	0.52	
肿瘤患者	75/891(8.4)	169/1931(8.8)		0.97(0.73~1.29)	0.82	

0.7　1.0　1.3　1.7

短期储存较好　长期储存较好

图 2-1-2　输血后院内死亡亚组分析

用性设计也存在局限性：首先，电子数据库无法系统地记录合并疾病、输血原因、合并治疗、非致命性心血管疾病和死亡原因的详细信息；其次，本研究结果可能不适用于 B 型或 AB 型血患者。

研究设计解读

本研究为实用性随机对照试验，数据来源为医院电子病历系统，干预措施（输血）为临床常规医疗项目，终点评价指标（死亡）为客观结局指标。

1. 设计原理

PCT 是一种还原真实临床实践的临床试验形式，是介于传统 RCT 和观察性研究之间的一种研究类型。与观察性研究相比，PCT 本质上属干预性研究，且干预方式相当灵活。与 RCT 相比，PCT 既满足了 RCT 设计的基本要点，也在设计细节上更贴近临床实际环境和条件：

（1）PCT 的干预措施属于常规医疗实践的治疗范畴，既可以是标准化的，也可以是非标准化的，医生能够根据患者病情变化调整用药方案。

（2）PCT 的研究目的是为了验证真实临床实践中不同药物或治疗方式的实际效应，

故一般不设置安慰剂对照，大多数情况下也不采用盲法。PCT 既可以采用随机分组方式，也可以受试者自然选择入组。

（3）受试病例的入选标准较宽泛，对目标人群更具代表性。由于受试者群体同质化程度降低，PCT 需要考虑更多潜在混杂因素和偏倚的影响，故所需样本量大于一般 RCT。

（4）对干预结局的评价不局限于临床有效性和安全性，也包括了成本－效益分析。

（5）相比于 RCT 经常使用的替代结局如客观缓解率，无进展生存期等，PCT 多采用终末结局（总生存期）指标评价药物疗效，因此获得的证据更能反映真实临床治疗全貌。

2. 样本量计算与统计分析

本案例研究的样本量是根据主要指标"院内死亡率"的估计值以及试验分组的比例进行计算，并考虑了脱落率。在试验进行到一定阶段的时候，根据试验得到的具体数据对样本量进行了再估计，得出了本试验最终的样本例数。PCT 的样本量通常远多于 RCT，但其样本量的计算方法与其他研究设计的计算方法基本一致，即根据研究终点指标的性质选择相应的样本量估计方法。研究方案中也可根据研究需要确定是否加入期中分析，期中分析的方法参见后续章节中的详细介绍。统计分析也需要根据研究指标的性质来确定具体方法。

3. PCT 的考虑要点

传统 RCT 强调试验的"解释性"，也就是 RCT 的根本目的是去验证设计阶段提出的因果关联假设，例如某种干预措施能否引起某一类患者特定的生物学改变。而 PCT 着重强调的是干预方式的"实用性"，试验是为了帮助选择最优的治疗方式，辅助临床决策。这种"解释性"和"实用性"的区别不在于设计本身，而是研究者对试验设计持有的态度，是为了用试验结果去证实新药有效，让试验结果最大程度服务于当前治疗环境。

如果从"实用性"角度出发，研究者设计 PCT 时应充分考虑真实诊疗环境中获得的真实世界数据能否转化为真实世界证据。从数据到证据需要满足研究环境处于真实医疗环境，如宽泛的目标人群、多样化的干预措施、受试者和医生对干预措施的自然选择等。另外，数据采集时要保证有明确的采集流程，数据采集人员应接受统一培训；使用共同定义的标准数据集；遵守关键数据采集的时间节点；采用一致的数据采集技术，若结局指标具有主观性如"患者报告结局"时，也要慎重考虑非盲对该结局指标带来的偏倚。数据管理的每一环节必须制定相应的标准操作规程，确保数据录入和传输的准确性与及时性。

第二节　注册登记类研究

注册登记研究是真实世界研究中应用最为广泛的观察性研究，研究者前瞻性或回顾性地收集注册病例的人口学特征、临床表现、治疗措施、结局转归等信息，探讨不同治疗手段或疾病特点是否和所关注的结局有关。一项设计完善、实施规范的注册登记研究，可描绘出真实临床实践下的药物有效性、安全性和患者治疗情况，其结果能为临床决策提供证据支持。

案例：造血干细胞移植治疗慢性肉芽肿性疾病的注册登记类研究

一、背景与研究目的

慢性肉芽肿性疾病（CGD）是由编码烟酰胺腺嘌呤二核苷酸磷酸氧化酶复合物亚基的基因突变引起的遗传性原发性免疫缺陷。中性粒细胞、单核细胞和巨噬细胞对超氧阴离子和其他活性氧中间体的生产受损，从而导致微生物杀伤力下降，发生细菌和真菌感染，以及免疫失调和过度炎症。CGD 的遗传可以是 X 连锁或常染色体隐性遗传，其活产儿发病率从美国和欧洲的二十万分之一到以色列的阿拉伯人口中的七万分之一不等。

尽管使用预防性抗菌和抗真菌药物能够改善感染和炎症并发症，但 CGD 死亡率仍然很高，一项注册登记研究报道其 40 年存活率仅为 50% 至 55%。此外，幸存患者经常会出现严重器官功能障碍，如肺炎、慢性结肠炎和肾衰竭。这些合并症构成了巨大的健康负担，导致患者生活质量下降。

异基因造血细胞移植（allo-HCT）是治愈 CGD 的一种手段，但是大多局限在儿科人群。因此，欧洲血液和骨髓移植协会（EBMT）先天性缺陷工作组（IEWP）对在 1993 年 3 月至 2018 年 12 月进行了异基因造血干细胞移植的 635 名 CGD 患儿和 77 名 CGD 成年患者进行了一项回顾性分析。

二、研究方案

1. 数据来源

数据来源于 EBMT 注册登记系统，EBMT 是一个包括 500 多个移植机构的自愿性工作组，每年报告所有患者的异基因移植和后续随访情况。系统提供了人口学资料、实验室检测和临床数据，并且研究中心还完成了特定研究调查问卷。研究得到了 EBMT 的 IEWP 审查委员会的批准。

2. 研究对象及方法

从 1993 年 3 月至 2018 年 12 月在任何 EBMT 中心接受 allo-HCT 的所有 CGD 患者均符合本研究的条件。EBMT 数据库中共有 759 例患者，47 例因没有随访信息被排除在分析之外。

我们记录了有关遗传模式（AR 与 X 连锁 CGD）、移植前研究者认为在医学上具有相关性的合并症（感染、慢性结肠炎、营养不良、肝脏异常和肾脏异常）、移植时年龄、供体类型、HLA 匹配程度、干细胞来源、调节方案以及移植物抗宿主病（GVHD）预防的数据。

通过对 HLA-A、HLA-B、HLA-C、HLA-DR 和 HLA-DQ 基因座的高分辨率分型来定义 HLA 与成年相关或不相关供体的相容性。对于脐带血移植，HLA 相容性要求遵循 HLA-A 和 HLA-B 的抗原水平分型及 HLA-DRB1 的等位基因水平分型的现行方法。髓系恢复被定义为连续 3 天中性粒细胞绝对计数 $> 0.5 \times 10^9/L$。血小板恢复被定义为无输血支持的血小板计数 $> 20 \times 10^9/L$。移植排斥被定义为外周血中供体 DNA 的存在 $< 5\%$。根据西雅图标准对急性和慢性 GVHD 进行分级。

3. 统计分析方法

在患者人口特征和移植特征中，用例数和百分比描述分类变量，用中位数和范围描述连续变量。时间 – 事件分析的起始时间是第一次异基因移植开始，主要终点是总生存期（OS），以及无事件生存期（EFS）。次要终点是 GF 和 aGVHD。采用 Kaplan-Meier 法绘制生存曲线，采用对数秩检验比较 OS 和 EFS 生存曲线，使用 Gray 检验比较累积发生率曲线。采用 Cox 比例风险模型对 OS 和 EFS 进行多变量分析，采用原因别 Cox 比例风险模型对 GF、非 GF 死亡率，aGVHD 和 cGVHD 进行多变量分析，以识别预后的独立风险因素。多变量分析中的变量包括移植时的年龄、结肠炎的发生、预处理方案、供体类型和干细胞来源。研究没有进行统计变量的筛选，需由专家小组讨论并同意这些研究变量的纳入。

三、主要结果与结论

1. 基线特征

该研究包括了来自 101 个 EBMT 中心接受了异基因移植的 712 名 CGD 患者。患者的人口学及移植详细特征见表 2-2-1。

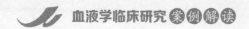

表 2-2-1　患者人口学及移植特征

	总体 n（%）	<18 岁 n（%）	≥18 岁 n（%）
研究人群	712（100）	635（89）	77（11）
中位年龄（岁），范围（最小、最大值）	7.08 （0.190~48.6）	5.73 （0.190~18.0）	21.9 （18.0~48.6）
性别			
男	617（86.7）	551（86.8）	66（85.7）
女	93（13.1）	82（12.9）	11（14.3）
数据缺失	2（0.3）	2（0.3）	0（0）
遗传模式			
正常染色体隐性CGD	104（14.6）	90（14.2）	14（18.2）
X-连锁CGD	309（43.4）	278（43.8）	31（40.3）
数据缺失	299（42.0）	267（42.0）	32（41.6）
移植前并发症			
感染			
无	160（22.5）	132（20.8）	28（36.4）
有	339（47.6）	309（48.7）	30（39.0）
未评价	0（0）	0（0）	0（0）
数据缺失	213（29.9）	194（30.6）	19（24.7）
肝脏损害			
未发生	411（57.7）	374（58.9）	37（48.1）
发生	41（5.8）	37（5.8）	4（5.2）
数据缺失	260（36.5）	224（35.3）	36（46.8）
结肠炎			
未发生	346（48.6）	320（50.4）	26（33.8）
发生	108（15.2）	91（14.3）	17（22.1）
数据缺失	258（36.2）	224（35.3）	34（44.2）
营养不良			
未发生	338（47.5）	306（48.2）	32（41.6）
发生	112（15.7）	103（16.2）	9（11.7）
数据缺失	262（36.8）	226（35.6）	36（46.8）
肾脏损害			
未发生	427（60.0）	391（61.6）	36（46.8）
发生	25（3.5）	20（3.1）	5（6.5）
数据缺失	260（36.5）	224（35.3）	36（46.8）

续表

	总体 n（%）	<18 岁 n（%）	≥18 岁 n（%）
预处理方案			
白消安/氟达拉滨	323（45.4）	270（42.5）	53（68.8）
白消安/环磷酰胺	113（15.9）	112（17.6）	1（1.3）
曲奥舒凡/氟达拉滨	89（12.5）	84（13.2）	5（6.5）
曲奥舒凡/氟达拉滨/噻替派	58（8.1）	54（8.5）	4（5.2）
其他组合	111（15.6）	98（15.5）	13（16.9）
数据缺失	18（2.5）	17（2.7）	1（1.3）
体内去 T 细胞			
ATG	264（37.1）	230（36.2）	34（44.2）
阿仑单抗	265（37.2）	240（37.8）	25（32.5）
无	178（25）	161（25.4）	17（22.1）
其他	5（0.7）	4（0.6）	1（1.3）
体外去 T 细胞			
（无不匹配）	469（65.9）	414（65）	55（71.4）
（1－Ag 不匹配）	85（12）	69（11）	16（20.7）
（>1－Ag 不匹配）	10（1.4）	9（1.5）	1（1.4）
（无不匹配）	35（5）	33（5）	2（2.5）
（1－Ag 不匹配）	12（1.6）	12（2）	0（0）
（>1－Ag 不匹配）	16（2.2）	16（2.5）	0（0）
数据缺失	85（11.9）	82（13）	3（4）
供体类型			
匹配的亲属供者	257（36.1）	233（36.7）	24（31.2）
匹配的无关供者	290（40.7）	258（40.6）	32（41.6）
不匹配的亲属供者	36（5.1）	35（5.5）	1（1.3）
不匹配的无关供者	107（15.0）	90（14.2）	17（22.1）
其他/数据缺失	22（3.1）	19（3）	3（3.9）
HLA 配型			
无不匹配（外周血、骨髓10/10 或脐血6/6）	547（76.8）	491（77.3）	56（72.7）

续表

	总体 n（%）	<18 岁 n（%）	≥18 岁 n（%）
1 - Ag 不匹配（外周血、骨髓 9/10 或脐血 5/6）	105（14.7）	88（13.9）	17（22.1）
>1 - Ag 不匹配（外周血、骨髓 <9/10 或脐血 <5/6）	29（4.1）	28（4.4）	1（1.3）
数据缺失	31（4.4）	28（4.4）	3（3.9）
干细胞来源			
骨髓	468（65.7）	427（67.2）	41（53.2）
外周血	200（28.1）	166（26.1）	34（44.2）
脐带血	30（4.2）	29（4.6）	1（1.3）
其他/数据缺失	14（0.5）	13（2.1）	1（1.3）
移植年份			
1993—2005	92（13）	81（12.7）	11（14）
2006—2018	620（87）	554（87.3）	66（86）

2. 总生存期

最后一次随访时有 620 名患者生存，3 年 OS 率为 85.7%（95% CI：82.8%～88.5%）（图 2-2-1A）。92 例患者在 allo-HCT 后死亡，其中包括感染（42%）、GVHD（33%）、毒性/器官损伤（11%）和其他并发症（14%）（表 2-2-2）。在单变量分析中，OS 受年龄（$P=0.009$）、移植前结肠炎（$P=0.01$）和供体类型（$P=0.02$）的影响（表 2-2-3，图 2-2-1C、图 2-2-1E）。遗传模式对生存率没有影响（表 2-2-3）。在多变量分析中，老年患者的 OS 较低（$HR=1.69$；$P=0.0001$）。此外，与有匹配亲属供者（MFD；$HR=2.29$；$P=0.01$）或匹配无关供者（MUD；$HR=1.8$；$P=0.04$）的患者相比，1 - Ag 不匹配的患者 OS 显著降低（表 2-2-4）。移植前患有结肠炎的患者 OS 有降低的趋势（$HR=1.72$；$P=0.052$）。患结肠炎的患者死于感染的占 44%，死于感染合并 GVHD 的占 9%，死于 GVHD 的占 26%，死于毒性反应的占 21%。

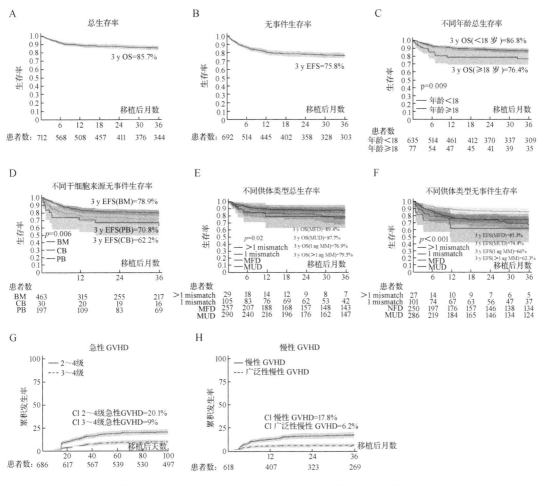

3 y OS：3 年总生存率；3 y EFS＝3 年无事件生存率；BM：骨髓；CB：脐血；PB：外周血；

mismatch：抗原错配；MFD：亲源供者匹配；MUD：非亲源供者匹配。

图 2-2-1　712 名 CDG 患者 OS 率、EFS 率，以及急性 GVHD、慢性 GVHD 累积发生率

表 2-2-2　移植并发症及结局

	n（%）
末次随访状态	
存活	620（87）
死亡	92（13）
死亡原因（$n=92$）	
感染	39（42）
GVHD	30（33）
毒性/器官损伤	10（11）

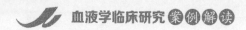

续表

	n（%）
PTLD	2（2）
其他	8（9）
数据缺失	3（3）
供体植入	
移植成功	610（88）
原发性 GF	13（1.8）
继发性 GF	71（10.0）
数据缺失	18（2.5）
中性粒细胞恢复	
HSCT 之后的中位数天（范围）	18（3.00，133）
数据缺失	46（6.5）
血小板恢复	
HSCT 之后的中位数天（范围）	19（3.00，131）
数据缺失	202（28.4）
aGVHD	
未发生 aGVHD／Ⅰ度	541（76.0）
Ⅱ度	81（11.4）
Ⅲ或Ⅳ度	64（9.0）
数据缺失	26（3.7）
cGVHD	
未发生 cGVHD	513（72.1）
局限性	53（7.4）
广泛性	33（4.6）
数据缺失	113（15.8）

表2-2-3　单变量分析结果

	3年OS (95%CI)	3年EFS (95%CI)	3年GF (95%CI)	III~IV度aGVHD (95%CI)	cGVHD (95%CI)
年龄					
<18岁	0.86 (0.83~0.89)	0.76 (0.72~0.8)	0.13 (0.10~0.16)	0.08 (0.06~0.11)	0.17 (0.13~0.20)
≥18岁	0.76 (0.66~0.86)	0.69 (0.57~0.8)	0.12 (0.04~0.21)	0.10 (0.03~0.1)	0.22 (0.11~0.33)
P	0.009	0.2	0.74	0.66	0.40
遗传模式					
正常染色体隐性CGD	0.86 (0.80~0.93)	0.77 (0.69~0.85)	0.11 (0.05~0.17)	0.09 (0.03~0.15)	0.14 (0.07~0.22)
X连锁	0.85 (0.81~0.89)	0.75 (0.70~0.80)	0.14 (0.10~0.18)	0.08 (0.05~0.11)	0.15 (0.11~0.20)
P	0.9	0.7	0.39	0.66	0.65
结肠炎					
发生	0.78 (0.70~0.86)	0.72 (0.63~0.81)	0.09 (0.03~0.14)	0.11 (0.05~0.17)	0.18 (0.10~0.26)
未发生	0.87 (0.84~0.91)	0.76 (0.71~0.8)	0.15 (0.11~0.19)	0.08 (0.05~0.11)	0.14 (0.10~0.18)
P	0.01	0.5	0.08	0.33	0.31
肝损害					
发生	0.90 (0.80~0.99)	0.89 (0.79~0.99)	0.05 (0~0.13)	0.05 (0~0.11)	0.13 (0.01~0.26)
未发生	0.84 (0.81~0.88)	0.74 (0.69~0.78)	0.14 (0.10~0.17)	0.08 (0.06~0.11)	0.16 (0.12~0.19)
P	0.4	0.04	0.11	0.38	0.52
肾损害					
发生	0.76 (0.59~0.92)	0.75 (0.57~0.92)	0.16 (0.01~0.31)	0.08 (0~0.19)	0.17 (0.01~0.33)
未发生	0.85 (0.81~0.88)	0.74 (0.7~0.79)	0.14 (0.10~0.17)	0.08 (0.05~0.10)	0.15 (0.11~0.19)
P	0.1	0.8	0.62	0.99	0.76

续表

	3年OS (95% CI)	3年EFS (95% CI)	3年GF (95% CI)	Ⅲ~Ⅳ度aGVHD (95% CI)	cGVHD (95% CI)
感染					
发生	0.83 (0.79~0.88)	0.74 (0.69~0.79)	0.13 (0.09~0.17)	0.08 (0.05~0.12)	0.14 (0.10~0.18)
未发生	0.87 (0.81~0.92)	0.74 (0.67~0.81)	0.14 (0.08~0.20)	0.06 (0.02~0.10)	0.16 (0.10~0.23)
P	0.4	0.9	0.65	0.32	0.62
预处理方案					
白消安/环磷酰胺	0.88 (0.82~0.94)	0.84 (0.77~0.91)	0.03 (0.001~0.07)	0.11 (0.05~0.17)	0.13 (0.07~0.20)
白消安/氟达拉滨	0.84 (0.79~0.88)	0.75 (0.7~0.8)	0.13 (0.09~0.17)	0.07 (0.04~0.09)	0.20 (0.15~0.26)
曲奥舒凡/氟达拉滨	0.90 (0.82~0.98)	0.71 (0.59~0.83)	0.22 (0.11~0.33)	0.06 (0.01~0.12)	0.09 (0.02~0.15)
曲奥舒凡/氟达拉滨/噻替派	0.95 (0.89~1)	0.85 (0.74~0.95)	0.10 (0.01~0.19)	0.09 (0.01~0.16)	0.07 (0~0.16)
P	0.09	0.1	0.009	0.38	0.04
体内去T细胞					
ATG	0.91 (0.85~0.97)	0.84 (0.76~0.93)	0.09 (0.02~0.16)	0.05 (0.01~0.10)	0.18 (0.09~0.27)
阿仑单抗	0.92 (0.81~1)	0.88 (0.76~1)	0.07 (0~0.18)	0.03 (0~0.09)	0.04 (0~0.12)
无	0.86 (0.80~0.93)	0.84 (0.77~0.91)	0.02 (0~0.06)	0.15 (0.08~0.22)	0.16 (0.08~0.24)
P	0.4	0.8	0.25	0.02	0.22
供体类型					
MFD	0.89 (0.85~0.93)	0.85 (0.80~0.90)	0.05 (0.02~0.08)	0.09 (0.05~0.13)	0.15 (0.10~0.21)
MUD	0.87 (0.83~0.91)	0.74 (0.69~0.79)	0.14 (0.10~0.19)	0.08 (0.04~0.11)	0.15 (0.11~0.20)
1-Ag MM	0.76 (0.67~0.85)	0.66 (0.55~0.76)	0.18 (0.09~0.26)	0.13 (0.06~0.19)	0.23 (0.14~0.33)
>1-Ag MM	0.79 (0.63~0.95)	0.62 (0.42~0.82)	0.24 (0.07~0.42)	0.03 (0~0.10)	0.32 (0.05~0.60)

续表

	3 年 OS（95% CI）	3 年 EFS（95% CI）	3 年 GF（95% CI）	Ⅲ～Ⅳ度 aGVHD（95% CI）	cGVHD（95% CI）
P	0.02	<0.001	<0.001	0.36	0.24
干细胞来源					
外周血	0.87（0.7～0.87）	0.7（0.63～0.77）	0.15（0.10～0.21）	0.07（0.03～0.11）	0.18（0.12～0.25）
骨髓	0.88（0.85～0.91）	0.78（0.74～0.83）	0.11（0.08～0.14）	0.09（0.06～0.11）	0.17（0.13～0.21）
脐带血	0.82（0.67～0.96）	0.62（0.44～0.8）	0.27（0.11～0.44）	0.14（0.01～0.27）	0.17（0.01～0.33）
P	0.2	0.006	0.009	0.48	0.92
HCT 年份					
<2013	0.86（0.83～0.90）	0.77（0.73～0.82）	0.11（0.08～0.15）	0.09（0.06～0.12）	0.19（0.14～0.24）
≥2013	0.83（0.79～0.88）	0.73（0.67～0.78）	0.15（0.10～0.19）	0.08（0.05～0.11）	0.14（0.10～0.19）
P	0.4	0.3	0.299	0.63	0.33

表 2-2-4 多变量分析结果

	OS		EFS		GF		Ⅲ～Ⅳ度 aGVHD		cGVHD	
	HR（95% CI）	P	HR（95% CI）	P	HR（95% CI）	P	HR（95% CI）	P	HR（95% CI）	P
年龄（以 10 年为单位）	1.69（1.30～2.20）	0.0001	1.11（0.87～1.40）	0.37	0.72（0.49～1.05）	0.09	1.25（0.87～1.80）	0.22	1.35（1.05～1.75）	0.01
结肠炎										
未发生	1		1		1		1		1	
发生	1.72（0.99～2.99）	0.052	1.03（0.65～1.63）	0.87	0.50（0.23～1.08）	0.08	1.38（0.66～2.84）	0.38	1.24（0.70～2.21）	0.45

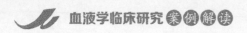
续表

	OS		EFS		GF		III~IV度 aGVHD		cGVHD	
	HR（95% CI）	P	HR（95% CI）	P	HR（95% CI）	P	HR（95% CI）	P	HR（95% CI）	P
预处理方案										
白/氟	1		1		1		1		1	
白/环	1.22 (0.62~2.39)	0.54	0.81 (0.46~1.42)	0.48	0.31 (0.11~0.91)	0.03	2.13 (1.03~4.39)	0.04	0.81 (0.43~1.52)	0.52
苏/氟	0.83 (0.40~1.71)	0.62	1.11 (0.68~1.81)	0.67	1.38 (0.7459~2.56)	0.30	1.82 (0.85~3.89)	0.12	0.73 (0.36~1.45)	0.37
苏/氟/噻	0.32 (0.07~1.34)	0.11	0.62 (0.28~1.36)	0.23	0.78 (0.30~2.03)	0.62	1.56 (0.58~4.16)	0.37	0.35 (0.11~1.15)	0.08
其他	1.04 (0.48~2.27)	0.90	1.62 (0.93~2.80)	0.08	2.00 (1.001~4.01)	0.04	1.2759 (0.43~3.77)	0.65	1.33 (0.63~2.79)	0.44
供体类型										
MFD	1		1		1		1		1	
MUD	1.27 (0.71~2.25)	0.40	1.89 (1.19~2.98)	0.006	2.33 (1.19~4.57)	0.01	1.07 (0.57~2.00)	0.82	1.02 (0.62~1.69)	0.91
1-Ag不匹配	2.29 (1.18~4.42)	0.01	2.37 (1.38~4.08)	0.001	2.67 (1.22~5.87)	0.01	1.67 (0.77~3.61)	0.1	1.82 (0.98~3.38)	0.057
>1-Ag不匹配	2.46 (0.78~7.72)	0.12	3.69 (1.65~8.22)	0.001	5.54 (1.92~15.99)	0.001	0.57 (0.07~4.52)	0.59	1.94 (0.63~5.95)	0.24
干细胞来源										
骨髓	1		1		1		1		1	
脐带血	1.05 (0.36~3.06)	0.92	1.22 (0.57~2.61)	0.60	1.27 (0.48~3.33)	0.62	1.97 (0.66~5.86)	0.22	0.61 (0.18~2.03)	0.42
外周血	1.02 (0.59~1.76)	0.92	1.14 (0.76~1.71)	0.51	1.08 (0.62~1.88)	0.77	0.75 (0.37~1.51)	0.42	0.82 (0.48~1.42)	0.49

3. 二次移植

98 名患者因移植排斥或进行性嵌合度下降而进行了二次 allo-HCT：第二个 HCT 之后 3 年 OS 和 EFS 分别为 76.6%（95% CI：67%~86.3%）和 75.9%（95% CI：65.1%~86.7%）。总体而言，本研究显示出较好的生存率，急性和慢性 GVHD 发生率均在可接受范围。本研究成年患者的 3 年 OS 和 EFS 分别为 76%（95% CI：66%~86%）和 69%（95% CI：57%~80%）。

4. 主要结论

CGD 患者行 allo-HCT 后可达到较好的生存结局，故在患者年轻，特别是在供体匹配较好的情况下应重点考虑移植。

研究设计解读

本案例是一项注册登记研究，属于真实世界研究中的观察类研究，其设计方法遵循一般观察性研究的方法，研究者根据研究目的，前瞻性或回顾性地收集数据，评估某一暴露人群疾病或特定结局的发生与分布情况。如本案例采用了 EBMT 注册登记系统，设置主要终点为 OS 和 EFS，次要终点为 GF 和 aGVHD，采用 Cox 模型对受试者结局事件发生及影响因素进行分析，评估不同条件下治疗方案对移植结果的影响。

注册登记类研究的数据来源为注册登记系统，系统中通常包括受试者的所有人口学信息及临床信息。疾病注册登记系统是真实世界数据的一种存在形式，它是某种特定疾病的数据库，这类数据库的最大优势在于规范采集并整合特定患者群体的诊疗信息、医保支付信息等，数据准确度高、代表性强。真实世界数据还有其他的存在形式，如卫生信息系统包括电子病历、电子健康档案，这类数据库所涵盖的信息主要有患者的人口学特征、疾病特征、实验室检查、诊疗、疾病转归等；医保支付数据库，库内包含患者基本信息、医院诊断与所开具处方、医疗付费结算等数据；自然人群队列数据库、各专病队列数据库，这类数据库长期前瞻性追踪一般人群或患有重大疾病的人群，库内信息能够用来构建疾病风险模型，为疾病预测和精准治疗提供支持；另外，还有患者报告结局数据库、死亡登记数据库、组学相关数据库等。

在利用真实世界数据时，要注意所获取数据的适用性、准确性、完整性。从适用性角度，研究者要考虑数据与临床问题的相关性，比如数据库内的患者数是否足够，患者对目标人群的代表性，库内是否包括了明确定义的重要暴露信息、结局信息、人口学特征、疾病特征、其他协变量和随访时间；从准确性角度，研究者要考虑数据来源是否可靠，关键指标能否回溯到原始数据，是否采用了统一的标准和技术由专人进行收集、录入和计算，数据的合理区间与分布等；从完整性角度，研究者要考虑数据是否存在关键变量及变量值缺失，缺失的比例是否给结论的稳定性带来偏倚；另外，缺失数据不能简单剔除，剔除会导致样本量减小、信息损失、研究效率降低等问题。为避免缺失和剔除引起的偏倚，研究者对待缺失数据要选择合理且正确的方法填补和分析。按照缺失机制的不同，制订不同的填补策略：一般来讲，属完全随机缺失的可以只分析数据完整的样本；属随机缺失的填补方法有多重填补、逆概率加权法；属非随机缺失的填补方法有末次方式结转、基线方式结转、最差结果填补法。

参考文献

［1］ HEDDLE N M, COOK R J, ARNOLD D M, et al. Effect of Short-Term vs. Long-Term Blood Storage on Mortality after Transfusion. N Engl J Med. 2016 Nov 17；375（20）：1937 – 1945.

［2］ CHIESA R, WANG J, BLOK H J, et al. Hematopoietic cell transplantation in chronic granulomatous disease：a study of 712 children and adults. Blood. 2020 Sep 3；136（10）：1201 – 1211.

［3］ MAKADY A, DE BOER A, HILLEGE H, et al. What Is Real-World Data? A Review of Definitions Based on Literature and Stakeholder Interviews. Value in Health，2017，20（7）：858 – 865.

［4］ 陈薇，刘建平. 注册研究的定义、设计及国内外进展. 现代中医临床，2014，21（6）：23 – 26.

［5］ 青雪梅，房繁恭，刘保延，等. 实用性随机对照试验及其方法学特征思考. 北京中医药大学学报，2008（1）：14 – 18.

［6］ 唐立，康德英，喻佳洁，等. 实效性随机对照试验：真实世界研究的重要设计. 中国循证医学杂志，2017，17（9）：999 – 1004.

［7］ CDE. 用于产生真实世界证据的真实世界数据指导原则（征求意见稿）. 2020.

［8］ CDE. 真实世界证据支持药物研发的基本考虑（征求意见稿）. 2019.

［9］ FDA. Framework For FDA's Real-world Evidence Program. https：//www. fda. gov/downloads/ScienceResearch/SpecialTopics/RealWorldEvidence/UCM627769. pdf.

［10］ BERGER M, DANIEL G, FRANK K, et al. A FRAMEWORK FOR REGULATORY USE OF REAL-WORLD EVIDENCE. 2017.

第三章　队列研究

队列，即是一个群体，该群体可根据暴露因素的有无或暴露水平的不同分为两组或多组。在研究者的观察起点，群体当中的人尚未发生目标结局，随着研究者在时间线上的观察随访，群体中不断有个体发生目标结局，研究者通过记录各组结局事件的发生情况、研究对象的基线特征与暴露特征，分析暴露与结局之间的关联。

不同场景下的队列研究所关注的暴露和结局也不同。临床场景下的队列研究，队列由患者群体构成，这群患者虽未有结局事件发生但均处于发生目标结局事件的风险下，暴露因素可以是治疗药物、治疗手段或是具有的某些特征，如疾病亚型、病情轻重、遗传学特征、行为特征等。必须注意的是队列研究中暴露是研究对象天然具备的因素，在观察开始之前研究对象本身就已经具备了，不是研究者人为施加给研究对象的，也就是说队列研究的暴露组与对照组是根据暴露因素自然形成，这是区分队列研究与随机对照试验最关键的一点。

在循证医学金字塔中，队列研究的证据强度仅次于随机对照试验，高于病例－对照研究和其他描述性研究的证据强度，最根本的原因在于队列研究是从因到果的研究，因果的时序性决定了队列研究提示的因果关联可靠性程度更高。

第一节　前瞻性队列

在一条时间线上，研究者与研究对象站在同一起点，全部研究对象处于各自的暴露特征当中，尚未发生结局但都具有发生结局的可能。研究者跟踪研究对象迈向结局事件的进程，从观察起点开始随访收集暴露资料与结局资料，判断暴露与结局之间是否存在关联，这就是前瞻性队列。

案例：结外 NK/T 细胞淋巴瘤患者的生存结局

一、背景与研究目的

结外自然杀伤 T 细胞淋巴瘤（ENKTL）是一种特殊且罕见的临床病理类型，发病机制尚不清楚，可能与 EB 病毒感染有关。临床上 ENKTL 呈高度侵袭性，鼻外型和晚期 ENKTL 患者的预后普遍较差，鼻外型患者中位无病生存期仅 6 个月。近年来，ENKTL 的治疗方式发生了变化，多项证据表示联合或序贯非蒽环类放化疗或非蒽环类化疗联合 L－天冬酰胺酶可能对晚期、复发/难治性 ENKTL 有效。

T 细胞计划是一项 2006 年发起的国际前瞻性队列研究，这项研究的目的在于观察成熟 T 细胞和 NK 细胞淋巴瘤患者的预后和治疗效果、明确罕见外周 T 细胞淋巴瘤亚型（如 ENKTL）的临床特征和生存情况。这项研究是 T 细胞计划的子队列，是迄今为止最大的国际性 ENKTL 患者队列，该子队列的研究重点在于探究 ENKTL 的治疗前景和预后影响因素。

二、研究方案

1. 研究设计

T 细胞计划是一项全球性前瞻性队列研究，从 13 个国家（阿根廷、巴西、智利、法国、以色列、意大利、韩国、斯洛伐克、西班牙、瑞士、英国、美国和乌拉圭）的 74 家医院招募先前未经治疗的成熟 T 细胞或 NK/T 细胞淋巴瘤患者。预计纳入 1650 名研究对象。

2. 研究对象

纳入标准：先前未经治疗的成熟 T 细胞或 NK 细胞淋巴瘤患者，包括非特异性外周 T 细胞淋巴瘤、血管免疫母细胞淋巴瘤、鼻型 NK/T 细胞淋巴瘤、间变大细胞淋巴瘤、肠病型 T 细胞淋巴瘤、肝脾 T 细胞淋巴瘤、外周 γ-T 细胞淋巴瘤、皮下脂膜炎样 T 细胞淋巴瘤、其他无法分类的外周 T 细胞淋巴瘤和无法分类的 NK 细胞淋巴瘤；18 岁以上；病灶经组织活检可进行诊断和分型；至少满足 5 年随访，并可提供基线信息、病灶分布位置、疾病分期、实验室检查结果、治疗情况等临床数据；签署书面知情同意书。

排除标准：年龄 <18；诊断为 T 细胞或 NK 细胞白血病/增多及其他成熟型以外的淋巴瘤类型，包括成人 T 细胞白血病/淋巴瘤、原始性 NK 细胞白血病/淋巴瘤、侵袭性 NK 细胞白血病、T 细胞大颗粒淋巴细胞白血病、T 细胞大颗粒淋巴细胞增生、NK 细胞大颗粒淋巴细胞增多、T 细胞淋巴细胞白血病、前体 T 细胞淋巴细胞白血病/淋巴瘤、

蕈样真菌病、Sézary 综合征；原发性皮肤性间变性大细胞淋巴瘤。

3. 程序

第一例 ENKTL 患者于 2007 年 2 月 15 日进入队列，最后一例 ENKTL 患者于 2017 年 5 月 26 日进入队列。全部患者数据存储于中心专用数据库。患者入选队列前需由中心专家组进行组织病理学检查以确认是否符合纳入标准。疾病分期和一线治疗结束后的疗效反应由各中心研究者根据影像学资料、当地诊断标准进行评估。

收集的数据包括：人口学信息、基线临床和疾病特征、一线治疗情况及疗效评估。另外这项 ENKTL 子队列还使用了 NK 淋巴瘤预后指数将患者分为低风险组（0 个危险因素）、中风险组（1 个危险因素）、高风险组（≥2 个危险因素）。

4. 结局指标

3 年/5 年生存期、5 年无事件生存期、3 年/5 年无进展生存期、初次治疗后缓解率。

5. 样本量估计

该前瞻性 T 细胞项目队列的样本量根据两种常见的外周 T 细胞淋巴瘤亚型（非特异性外周 T 细胞淋巴瘤和血管免疫母细胞淋巴瘤）的特征计算。其他少见的亚型由于其罕见性而无法确定样本量，因此本研究前瞻性地收集了全部罕见病例，未提供样本量估算的具体参数。

6. 主要统计分析方法

分类变量采用 Fisher 确切概率法分析。绘制 Kaplan-Meier 生存曲线估计中位随访期、无进展生存期、无时间生存期和总生存期。Log-rank 检验用于生存曲线间比较，Cox 比例风险模型用于生存结局与各协变量（疾病亚型、分期、NK 淋巴瘤预后指数、化疗方案和缓解程度）之间的关联性分析。个别 NK 淋巴瘤预后指数作为验证变量被纳入事后分析中以确认模型稳健性。其他非淋巴瘤死亡被视作竞争性死亡因素，用 Gooley 法计算累积复发率，规定双边检验水准 α = 0.05。

三、主要结果与结论

1. 基线特征

截至 2019 年 3 月 30 日，共计 1695 名患者加入 T 细胞项目，其中 1553 名符合分析条件。经当地研究者诊断和中心专家组审查，最终确认 ENKTL 患者数为 166 例（11%），其中 98 例为鼻型，68 例为鼻外型。在 1553 例可评估患者中，亚洲国家 ENKTL 患者数占比明显高于欧洲和美国（31% *vs.* 8%；P = 0.0008）。相比于鼻型患者，鼻外型患者出现提示预后不良的临床特征如Ⅲ~Ⅳ期、超过 1 个淋巴结侵犯、血清乳酸脱氢酶升高的比例更高。

2. 随访结果

中位随访期为 44 个月，ENKTL 子队列的中位生存期为 59 个月，中位无进展生存期为 20 个月。鼻型患者的中位生存期和中位无进展生存期明显高于鼻外形患者（中位生存期：18 个月 *vs.* 9.6 个月；HR = 9.6；*P* = 0.019；中位无进展生存期：39 个月 *vs.* 14 个月；HR = 5.7；*P* = 0.042）。鼻型患者的 3 年生存率为 63%（95% CI：45% ~ 87%），3 年无进展生存率为 51%（95% CI：29% ~ 69%），5 年总生存率为 54%（95% CI：44% ~ 63%），5 年无进展生存率为 47%（95% CI：36% ~ 57%）。鼻外型患者 3 年总生存率为 44%（95% CI：27% ~ 87%），3 年无进展生存率为 39%（95% CI：19% ~ 58%），5 年生存率为 34%（95% CI：27% ~ 46%），5 年无进展生存率为 26%（95% CI：17% ~ 38%）。

子队列中共计 71 例死亡（43%），其中 46 例死于淋巴瘤，竞争性死亡因素包括感染（9 例）、毒性作用（3 例）、其他肿瘤（1 例），12 例患者死因不明。全体患者 3 年疾病进展或复发的累积发生率为 41%（95% CI：33% ~ 50%），5 年累积发生率为 44%（95% CI：35% ~ 52%）。3 年非复发的累积死亡率为 9%（95% CI：5% ~ 14%），5 年累积死亡率为 13%（95% CI：7% ~ 20%）。

根据 Ann Arbor 分期结果显示，处于 ENKTL 早期的患者无进展生存期和总生存期较长。Ⅰ、Ⅱ期患者和Ⅲ、Ⅳ期患者中位无进展生存期分别为 46 个月和 15 个月（*P* = 0.021）；Ⅰ、Ⅱ期患者和Ⅲ、Ⅳ期患者中位总生存期分别为 59 个月和 19 个月（*P* = 0.042）。值得注意的是，Ⅰ期患者和Ⅱ期患者的无进展生存期和总生存期也存在显著差别（中位无进展生存期未及 *vs.* 13 个月，HR = 3.2，*P* = 0.012；中位总生存期未及 *vs.* 29 个月；HR = 3.1；*P* = 0.067）。Ⅰ期患者 3 年总生存率为 69%（95% CI：40% ~ 81%），5 年总生存率为 55%（95% CI：21% ~ 79%）；Ⅱ期患者 3 年总生存率为 48%（95% CI：17% ~ 58%），5 年总生存率为 42%（95% CI：17% ~ 58%）。

144 例患者可评估 NK 淋巴瘤预后指数，低风险组 34 例，中风险组 41 例，高风险组 69 例，5 年总生存率分别为 [54%（95% CI：31% ~ 70%）、51%（95% CI：21% ~ 64%）、35%（95% CI：10% ~ 41%），*P* = 0.0021]，5 年无进展生存率分别为 [56%（95% CI：29% ~ 60%）；34%（95% CI：17% ~ 49%）；28%（95% CI：9% ~ 34%），*P* = 0.0082]。

130 例患者可提供相关治疗方案信息，其中 75 例为鼻型，55 例为鼻外型。73 例（56%）患者一线治疗方案为放化疗结合，在 59 种包含 L - 天冬酰胺酶的方案中，SMILE 方案（地塞米松、甲氨蝶呤、异环磷酰胺、L - 天冬酰胺酶、依托泊苷）最常用（23 例，39%）。130 例患者中有 14 例（11%）接受了大剂量化疗 + 自体造血干细胞移植作为一线治疗巩固。早期患者（Ⅰ、Ⅱ期）中仅接受化疗的患者有 11 例，3 年总生存率和 5 年总生存率均为 12%；接受放化疗的患者有 48 例，3 年总生存率和 5 年总生存率分别为 70%（95% CI：41% ~ 91%）和 59%（95% CI：31% ~ 78%）（*P* = 0.0091）。早期患者（Ⅰ ~ Ⅱ期）中仅接受化疗的患者 3 年无进展生存率和 5 年无进展生存率均为 0%；接受放化疗的患者 3 年无进展生存率和 5 年无进展生存率分别为 66%（95% CI：40% ~ 87%）和 53%（95% CI：33% ~ 69%）（*P* = 0.0003）。仅接受化疗的晚期患者有 27 例，3 年总生存率为 24%（95% CI：8%～32%），5 年总生存率为 24%（95% CI：7%～33%）；接受放化疗的晚期患者有 27 例，3 年总生存率为 66%（95% CI：33%～87%），5 年总生存率为 58%（95% CI：39%～76%）（$P=0.0006$）。仅接受化疗的晚期患者 3 年无进展生存率为 14%（95% CI：7%～25%），5 年无进展生存率为 0%；接受放化疗的晚期患者 3 年无进展生存率为 59%（95% CI：31%～72%），5 年无进展生存率为 40%（95% CI：27%～69%）（$P=0.0006$）。

不同化疗方案对 ENKTL 患者生存结局的影响：接受 L–天冬酰胺酶方案的患者 5 年无进展生存率为 42%（95% CI：11%～64%），5 年总生存率为 50%（95% CI：32%～74%）。接受蒽环类药物的患者 5 年无进展生存率为 26%（95% CI：9%～40%），5 年总生存率为 31%（95% CI：11%～58%）。接受铂类药的患者 5 年无进展生存率为 59%（95% CI：30%～77%），5 年总生存率为 66%（95% CI：31%～94%）。93 例患者（72%）通过一线治疗可达到缓解，其中 84 例患者（54 例鼻型，30 例鼻外型）达到完全缓解。达到完全缓解患者 5 年总生存率为 63%（95% CI：48%～77%），5 年无进展生存率为 61%（95% CI：40%～74%），达部分缓解患者 5 年总生存率为 32%（95% CI：12%～39%），5 年无进展生存率不可估。在 60 例可评估的 I～II 期患者中，不同治疗组间（化疗、放疗、放疗＋化疗）的缓解程度不同。化疗组（8 例）中有 1 例达到完全缓解，放疗组（4 例）中有 1 例达到完全缓解，放疗＋化疗组（48 例）中有 38 例达到完全缓解。在 60 例可评估的 III～IV 期患者中，L–天冬酰胺酶治疗组、蒽环类药物治疗组、其他治疗组的完全缓解患者例数分别为 67%、30%、1%。不同地理位置间患者缓解情况和生存结局均无显著差异。

3. 主要结论

这项 ENKTL 前瞻性队列研究发现在过去十年间 ENKTL 患者的生存有了显著改善，这可能归因于治疗方式的转变，例如从蒽环类药物向 L–天冬酰胺酶和铂类药转变，以及放疗的使用。这项研究还发现生存率的提高与疾病 I 期、NK 淋巴瘤预后指数低风险组、完全缓解的实现以及放疗的使用显著相关。

研究设计解读

本研究是一项前瞻性队列研究。队列研究属观察性研究，是将一个特定群体根据是否天然暴露（非人为干预）于某一可疑因素分为暴露组和非暴露组，或者根据暴露水平不同分为多个暴露组。随时间推移对两组定期观察随访直至结局事件发生，通过假设检验评估暴露组和非暴露组结局事件发生率的差异，从而确定暴露因素与结局事件是否有关以及关联的程度。

队列研究的分组依据是暴露，根据是否存在暴露因素或暴露水平差异将人群划分为不同的组。例如暴露组 *vs.* 非暴露组；低剂量暴露组 *vs.* 中剂量暴露组 *vs.* 高剂量暴露组。本例中按照 NK 淋巴瘤预后指数分为低风险组、中风险组和高风险组，是将 NK 淋巴瘤预后指数作为一种暴露因素，根据不同的分数（暴露水平）划分为三个风险（暴露）组。

队列研究建立的因果关联具有时序性，时序性是 Hill's 因果推断准则中唯一要求必备的条件，队列研究中的"因"指的是暴露因素，"果"指的是结局事件，必须在先因后果的前提下进行队列研究的因果推断。队列中的数据收集方向可以是前瞻性的（图 3-1-1），也可以是回顾性的（图 3-1-2），还可以是回顾与前瞻相结合的。数据收集的方向不会影响分析的方向性。对于前瞻性队列，各个暴露组中的研究对象在开始阶段都需处于未发生结局事件的状态，通过后期不断的随访观察到结局事件的发生，可以明确结局事件一定是发生在暴露于某可疑因素之后，因果关联的时序性即是由此确定。对于回顾性队列，虽然在研究开始时研究对象的结局事件已经发生，但收集有关暴露资料是从过去某一时间点开始的，在该时间点必须确认研究对象并未发生结局事件，因此回顾性队列是从历史记录中选取某一特定时间点，从该时间点追溯至其后某一时间点或研究开始时为止，研究这一期间内每一位研究对象结局事件的发生情况。双向队列是前瞻性队列和回顾性队列的结合，是指当回顾性队列收集的暴露资料和结局资料尚不足以得出结论时，再前瞻性随访一段时间的队列研究形式。

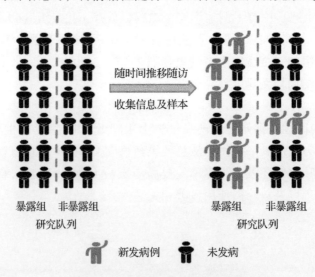

图 3-1-1　前瞻性队列研究示意

队列研究的构建：队列研究根据场景不同分为病因研究模式和临床研究模式。病因研究模式是在健康人群中观察不同暴露因素下疾病的发生，而临床研究模式关注的人群通常为患者，结局事件多设置为药物疗效、疾病预后、长期生存情况等。不管是病因研究模式还是临床研究模式，总体来讲，在设计队列研究时需要考虑的关键内容主要有以下几个方面：目标人群、暴露因素、结局事件、资料的收集与随访。

（1）目标人群：队列研究通常关注于一个特定群体，在这个群体中选取有代表性

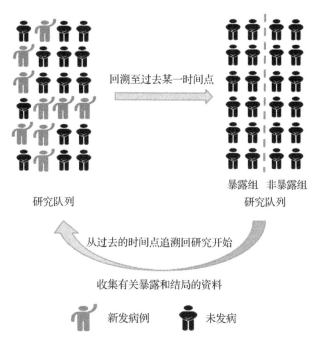

回溯至过去某一时间点

研究队列

暴露组 非暴露组
研究队列

从过去的时间点追溯回研究开始

收集有关暴露和结局的资料

新发病例   未发病

图 3-1-2   回顾性队列研究示意

的样本作为队列,样本中的每一位研究对象在进入队列时需保持未发生结局事件状态,但处于结局事件的潜在风险下。队列选取的人群应相对稳定、依从性良好、易于随访、能够提供明确的暴露信息和结局信息。在入选研究对象时应设置一定的纳排标准,保证不符合研究要求的个体可被剔除,对于临床研究模式下的目标患者群体,还需列出统一的临床诊断标准。队列研究中的对照通常有以下几种来源:内对照、外对照、一般人群对照和多重对照。内对照是在同一人群中形成对照,本案例的对照即是内对照,例如在同一结外自然杀伤性 T 细胞淋巴瘤患者群体中,有几种化疗方案被采用(基于 L-天冬酰胺酶方案组、蒽环类药物方案组、其他方案组),相对于 L-天冬酰胺酶方案组,其他方案组为内对照组。外对照组是在暴露组规定为特殊暴露人群时,非暴露组不应再在该人群中选择,而应在与该暴露因素无关的另一人群中选择,如研究接触装修材料的建筑工人与急性白血病,要选择接触装修材料的建筑工人以外的群体作为外对照。一般人群对照是在相同的时间与地点获取一般人群发病率、患病率、死亡率资料作为对照,一般人群资料信息虽较为稳定,但多有数据不全、信息粗糙的弊端。多重对照是在一个研究中采用多种对照方式,以弥补一种对照带来的偏倚,增加因果关联判断的依据。

(2)暴露因素:队列研究中的暴露因素既可以是结局事件潜在的危险因素,也可以是保护因素。暴露因素通常是在描述性研究的基础上确定的。临床研究模式的队列研究常见的暴露因素有:接受某种药物、治疗方案;应用某种药物预防复发或并发症;不同的营养水平、疾病严重程度、细胞遗传学异常等。收集暴露因素时应尽量选择定量资料，并且要考虑到暴露水平、暴露时长、暴露方式、暴露的连续性。在测量暴露因素时，需使用统一、准确、可靠的标准和方法。为了保证两组的可比性与减少偏倚，两组应在除暴露因素以外的其他因素上尽量保持均衡。

（3）结局事件：队列研究中可设置多个主要结局和次要结局，结局是在研究设计阶段就定义好的客观事件，如发病、死亡、复发或实验室指标等。结局事件的判断应尽量采用明确统一的诊断评估标准和检查方法，如使用临床金标准、一致的检测仪器、量表、评分细则等。

（4）资料收集与随访：暴露组和非暴露组应采用完全一致的随访方法。基线资料采集包括个体特征（年龄、性别、职业、文化程度、婚姻、生活习惯、家庭环境、家族病史等）、暴露因素的暴露途径与接触水平、疾病与健康状况等。随访时重点收集随访期内的暴露情况和结局事件的发生。随访期需根据疾病的自然史、临床进程或治疗疗程制订，并且要严格控制失访。为研究人群提供适当的、可接受的随访方法是队列研究控制失访的关键，常见的随访方式包括：面对面调查、通过电话邮件调查、定期医学检查、常规登记资料中获取结局信息等。当研究对象发生结局事件之后，仍应对该研究对象进行后续随访，以获得其他结局信息。值得注意的是，如果规定死亡为结局事件，研究对象在随访期内死亡后应结合多方面的资料包括死亡诊断书、既往病历、病理诊断、实验室检查等进一步核实死因。

案例：意义未名的单克隆丙种球蛋白病的长期随访

一、背景与研究目的

意义未名的单克隆丙种球蛋白血病的临床特点为存在血清单克隆蛋白（M蛋白），其浓度≤每分升3.0 g，尿液中无单克隆抗体蛋白或仅有少量的单克隆轻链，不存在与M蛋白有关的CRAB特征（即高钙血症、肾功能不全、贫血和骨骼病变），骨骼中单克隆浆细胞≤10%。50岁以上人群MGUS发生率为3.2%，70岁以上人群发生率为5.3%。既往小样本研究表明，约有7%~19%的MGUS患者会在5到10年内发生恶变，但小样本研究因样本量低和随访时长短的缺陷，其结果的可信程度并不高。另外，有研究表明MGUS的两种亚型（IgM和非IgM）进展模式并不相同，但目前的小样本随访研究并未对两种亚型的预后和风险加以区分，且积累的生存信息也相对有限。因此，本研究对1384名IgM和非IgM MGUS患者进行了长期随访，中位随访时间长达34.1年，对两种MGUS亚型的进展率和生存率进行了研究。

二、研究方案

1. 研究对象

研究对象为居住在 Minnesota 东南部 11 个郡县的 1395 例 MGUS 患者，这些患者从 1960 年 1 月 1 日到 1994 年 12 月 31 日在梅奥诊所接受评估，其中有 11 例患者因为既往签署过禁止任何研究翻阅其医疗记录的说明而被剔除研究。

2. 研究流程

随访形式包括在梅奥诊所核查每位患者的住院和门诊病历、检查已死亡患者的死亡证明。研究者只检查了 10 个州的患者的死亡证明，其他患者的生存情况则通过与患者的家庭或初级保健医生联系来获取。

3. 结局指标

研究的主要终点是患者进展为多发性骨髓瘤或淋巴疾病。与疾病进展有关的因素：年龄、性别、血红蛋白水平、血清肌酐、人血白蛋白、血清 M 蛋白的水平和类型；尿液中单克隆轻链的类型、数量；其他免疫球蛋白和血清游离轻链比。

4. 主要统计方法

病程进展的终点是根据累积概率和累积病程进展发生率计算的，同时考虑到竞争性死亡。绘制 Kaplan-Meier 生存曲线；生存曲线的比较采用 log-rank 检验，用 Cox 比例风险模型估计风险因素对结局事件的效应。

三、主要结果

1. 基线特征

患者的基线特征见表 3-1-1，1384 名患者免疫球蛋白类型分别为 IgG（70%），IgA（12%），IgM（15%），双克隆丙种球蛋白病（3%）；轻链类型为 kappa（61%），lambda（39%）。在 1148 例测定游离轻链 kappa 与 lambda 的比值的患者中，33% 的患者存在异常。对 418 例 MGUS 患者的尿样进行电泳、免疫电泳或免疫固定：21% 的患者具有单克隆 kappa 轻链，10% 的患者具有 lambda 轻链，69% 的患者结果为阴性；只有 17% 的患者每 24 小时尿 M 蛋白值超过 150 mg。

对 160 例（12%）患者进行了骨髓检查。中位骨髓浆细胞百分比数为 3%。23% 的患者初始血红蛋白值小于 12 g/dL，6% 的患者血清肌酐大于等于 2 mg/dL。

2. 进展为癌症/浆细胞或淋巴疾病

1384 名患者共随访 14 130 人年（中位随访 34.1 年）。随访期内，1300（94%）名患者已经死亡，84 名患者仍然存活（其中 5 例发生疾病进展，79 例未发生进展）。共有 147 名患者进展为多发性骨髓瘤、伴 IgM 血清 M 蛋白淋巴瘤、淀粉样变性、巨球蛋白血症、慢性淋巴细胞白血病，MGUS 进展为上述疾病的风险是同年龄、同性别匹配人

表 3-1-1　患者特征

特征	全队列 (n = 1384)	IgM MGUS (n = 210)	非 IgM MGUS (n = 1129)
随访（人年）	14 130	1893	11 883
中位数	34.1	29.3	34.1
范围	0.0~43.6	0.0~37.2	0.0~43.6
男性（%）	54	58	54
诊断 MGUS 年龄			
中位数（岁）	72	74	72
<40 岁（%）	2	1	2
中位 M 蛋白水平（g/dL）	1.2	1.1	1.2
异常游离轻链比例（%）	33	34	33

群的 6.5 倍（95% CI：5.5~7.7）。与 SEER 人群相比，IgM MGUS 患者发生进展的相对危险度为 10.8（95% CI：7.5~15.0），比非 IgM MGUS 患者的风险（RR = 5.7；95% CI：4.7~6.9）更高。发生进展的 147 例患者中有 5 例仍然存活。进展为上述任意疾病的累计风险分别为：10 年 10%，20 年 18%，35 年 36% 及 40 年 36%。IgM MGUS 的进展率为 1.1 个/100 人年，非 IgM MGUS 的进展率为 0.8 个/100 人年（$P < 0.001$）。进展的疾病种类和风险见表 3-1-2。

表 3-1-2　进展的疾病种类和风险

	观测患者数	期望患者数	相对风险（95% CI）
全队列			
任意进展	147	22.5	6.5（5.5~7.7）
多发性骨髓瘤	97	4.1	23.8（19.3~29.1）
非霍奇金淋巴瘤	19	11.6	1.6（1.0~2.6）
淀粉样变性	14	1.6	8.8（4.8~14.7）
Waldenström's 巨球蛋白血症	13	0.3	47.5（25.3~81.3）
慢性淋巴细胞白血病	3	4.9	0.6（0.1~1.8）
浆细胞瘤	1	0.1	12.6（0.3~70.2）
IgM MGUS			
任意进展	34	3.2	10.8（7.5~15.0）

	观测患者数	期望患者数	相对风险（95% CI）
多发性骨髓瘤	0	0.6	0.0（0.0～6.5）
非霍奇金淋巴瘤	17	1.6	10.6（6.2～17.0）
淀粉样变性	3	0.2	13.1（2.7～38.1）
Waldenström's 巨球蛋白血症	11	<0.1	287.7（143.6～514.7）
慢性淋巴细胞白血病	3	0.7	4.3（0.9～12.6）
浆细胞瘤	0	<0.1	0.0（0.0～342.6）
非 IgM MGUS			
任意进展	107	18.7	5.7（4.7～6.9）
多发性骨髓瘤	93	3.4	27.5（22.2～33.7）
非霍奇金淋巴瘤	2	9.6	0.2（0.0～0.7）
淀粉样变性	11	1.3	8.3（4.2～14.9）
Waldenström's 巨球蛋白血症	0	0.2	0.0（0.0～16.2）
慢性淋巴细胞白血病	0	4.1	0.0（0.0～0.9）
浆细胞瘤	1	0.1	15.0（0.4～83.7）

IgM MGUS 患者的进展风险：前 10 年为每年 2%，之后为每年 1%；相反，非 IgM MGUS 患者在随访期内的风险保持不变。IgM MGUS 患者有两种进展的危险因素：即异常的血清游离轻链比和高水平的血清 M 蛋白（≥1.5 g/dL），同时具备两种危险因素的 IgM MGUS 患者 20 年的进展风险为 55%，相比之下，具有一个危险因素的患者为 41%，没有危险因素的患者为 19%。诊断时患者年龄和随访时间不是进展的危险因素，但随着年龄的增长，每年进展的风险增加（图 3-1-3）。

图 3-1-4 展示了 IgM MGUS 和非 IgM MGUS 疾病进展累积风险的对比。第 40 年浆细胞疾病相关死亡率为 11%。MGUS 患者相比对照人群（按照年龄和性别匹配的 Minnesota 居民）有更短的中位生存时间（8.1 *vs.* 12.4；$P < 0.001$）（图 3-1-5）；非 IgM MGUS 患者 30 年的总生存率为 4%（95% CI：6%～9%）。

四、主要结论

IgM MGUS 和非 IgM MGUS 两组患者在进展风险上有显著差异。MGUS 患者总生存时间短于对照组。但目前有限的数据还不能表明筛查 MGU 可以改善患者的预后。

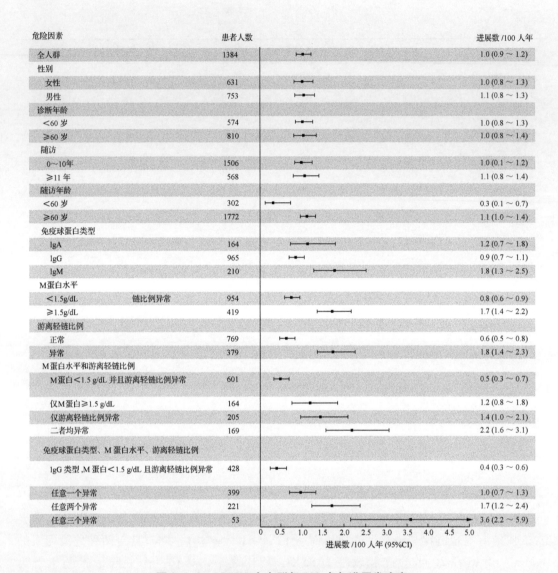

危险因素	患者人数		进展数/100人年
全人群	1384		1.0 (0.9 ~ 1.2)
性别			
女性	631		1.0 (0.8 ~ 1.3)
男性	753		1.1 (0.8 ~ 1.3)
诊断年龄			
<60 岁	574		1.0 (0.8 ~ 1.3)
≥60 岁	810		1.0 (0.8 ~ 1.4)
随访			
0 ~ 10 年	1506		1.0 (0.1 ~ 1.2)
≥11 年	568		1.1 (0.8 ~ 1.4)
随访年龄			
<60 岁	302		0.3 (0.1 ~ 0.7)
≥60 岁	1772		1.1 (1.0 ~ 1.4)
免疫球蛋白类型			
lgA	164		1.2 (0.7 ~ 1.8)
lgG	965		0.9 (0.7 ~ 1.1)
lgM	210		1.8 (1.3 ~ 2.5)
M蛋白水平			
<1.5g/dL 链比例异常	954		0.8 (0.6 ~ 0.9)
≥1.5g/dL	419		1.7 (1.4 ~ 2.2)
游离轻链比例			
正常	769		0.6 (0.5 ~ 0.8)
异常	379		1.8 (1.4 ~ 2.3)
M蛋白水平和游离轻链比例			
M蛋白<1.5 g/dL 并且游离轻链比例异常	601		0.5 (0.3 ~ 0.7)
仅M蛋白≥1.5 g/dL	164		1.2 (0.8 ~ 1.8)
仅游离轻链比例异常	205		1.4 (1.0 ~ 2.1)
二者均异常	169		2.2 (1.6 ~ 3.1)
免疫球蛋白类型、M 蛋白水平、游离轻链比例			
lgG 类型 ,M 蛋白<1.5 g/dL 且游离轻链比例异常	428		0.4 (0.3 ~ 0.6)
任意一个异常	399		1.0 (0.7 ~ 1.3)
任意两个异常	221		1.7 (1.2 ~ 2.4)
任意三个异常	53		3.6 (2.2 ~ 5.9)

进展数/100 人年 (95%CI)

图 3-1-3　MGUS 全人群每 100 人年进展发病率

研究设计解读

在上一案例中主要解读了队列研究的基本概念及要素。在本案例中主要介绍队列研究的效应指标。由于队列研究跨时间较长，观察对象处于动态之中，因此往往会考虑加入时间的因素，以人时来计算观察对象的暴露经历。该研究对纳入的 1384 名患者随访了 14 130 人年（中位随访 34.1 年）。在计算人年时，一般要以个人为单位计算暴露人年，即精确的计算每个患者的随访时间，该计算方法相对准确，且需要知道每个

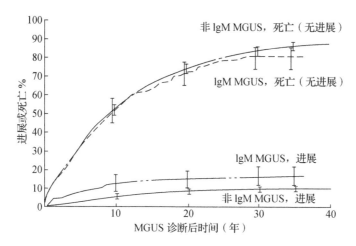

图 3-1-4　MGUS 累积发生率，将死亡作为竞争事件

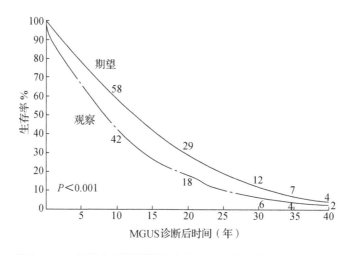

图 3-1-5　队列中观测到的生存率和对照人群中的期望生存率

研究者进出队列的时间。当不知道每个队列成员进入和退出队列的具体时间时，可以用平均人数乘以观察年数得到总人年数，平均人数一般为相邻两年的年初人口的平均数或年中人口数，该方法计算较为简单，但精确性较差。在本研究中，通过计算每100人年的疾病进展数来衡量疾病进展的强度。

在队列研究中，常常用相对危险度（RR）和归因危险度（AR）作为衡量暴露效应的指标。队列研究最大的优点在于它可以直接计算出研究对象的结局的发生率，因而也就能够直接计算出 RR 值和 AR 值，从而直接评价暴露的效应。

（1）相对危险度（RR）

定义：相对危险度是指暴露组结局事件的发生率与非暴露组结局事件的发生率之比。危险度的测量方式常常包括累积发病率和发病密度，前者又称为 risk ratio，后者称为 rate ratio，两者都是反映暴露与发病（死亡）关联强度的指标。一般文章不会刻意区分这两个概念，因此读者要结合具体场景理解。RR 表示了暴露组发生结局事件的风险是非暴露组的多少倍，说明了暴露因素与结局事件的关联强度。

为了说明 RR 的计算方法，假设某队列研究分为暴露组和非暴露组，研究的结局指标为疾病的复发。将数据整理为表格（表3-1-3）。

表 3-1-3　暴露组和非暴露组的研究数据

	复发例数	未复发例数	合计	发生率
暴露组	a	b	a+b	a/(a+b)
非暴露组	c	d	c+d	c/(c+d)
合计	a+c	b+d	N	/

相对危险度的计算公式为：$RR = \dfrac{a/(a+b)}{c/(c+d)}$

LnRR 值的 95% 置信区间 $= LnRR \pm 1.96\sqrt{var(LnRR)}$，$var(LnRR) = \dfrac{1}{a} + \dfrac{1}{b} + \dfrac{1}{c} + \dfrac{1}{d}$，取 LnRR 95% CI 的反自然对数即可求得 RR 的 95% CI。RR 的 95% CI 不包含 1，说明暴露因素与结局事件的关联有统计学意义。当暴露因素为保护因素时，0 < RR < 1，RR 值越小，关联程度越高。当暴露因素为危险因素时，RR > 1，RR 值越大，关联程度越高。

（2）归因危险度（AR）与归因危险度百分比（AR%）

归因危险度又称为危险度差，指暴露组结局事件的发生率与非暴露组结局事件的发生率之差。AR 表示结局事件的发生完全归因于暴露的部分。对应地，AR% 表示结局事件的发生完全归因于暴露的部分占全部结局事件发生的百分比。

$$AR = a/(a+b) - c/(c+d)$$
$$AR\% = \dfrac{a/(a+b) - c/(c+d)}{a/(a+b)}$$

那么，RR 和 AR 有什么联系和区别呢？尽管 RR 和 AR 都是表示关联强度的重要指标，但其流行病学意义并不相同。RR 说明的是暴露组发生相应的疾病的危险是非暴露组的多少倍；AR 则是指暴露人群与非暴露人群比较所增加的疾病发生数量，如果暴露因素消除，就可以减少这个数量的疾病发生。前者具有病因学意义，而后者更具有疾病预防和公共卫生学上的意义。

在本研究中，从 SEER 项目中选取同年龄、同性别及同日历年的对照组，计算事件的相对风险比，具体做法是通过计算对照组各终点结局的发病率来计算 MGUS 队列相应终点结局的期望数,将实际观测值与期望值相比得到相对风险。这一计算过程与前面讲述的 RR 的计算方法略有不同,但其意义相同。

第二节 回顾性队列

与前瞻性队列不同,在时间线上,回顾性队列的研究者站在研究对象的终点,也就是说当研究开始时,研究者选择了一个特定时间段的目标群体,目标群体内的部分研究对象已经发生了结局事件。研究者需要确保在这一时间段的起点,全体研究对象只处于暴露因素当中但尚未发生结局,并从时间段的起点开始收集这一时间段内的全部暴露与结局资料直到时间段的终点。从时间顺序上来看,虽然研究者站在研究对象的终点,但资料收集依然保持着从暴露(因)到结局(果)的先后顺序,并未违背队列研究要求的因果时序性,这就是回顾性队列。回顾性队列名称当中的"回顾"指的收集历史数据,并不是从果到因。

案例:伴有骨髓增生异常综合征或急性髓系白血病的 Shwachman-Diamond 综合征患者的临床特征与结局

一、背景与研究目的

Shwachman-Diamond 综合征是一种常染色体隐性遗传疾病,临床特征为患者身材矮小、骨骼畸形、骨髓衰竭,胰腺功能障碍,其他器官功能异常等。超过 90% 的 Shwachman-Diamond 综合征患者 7q11 号染色体上具有 *SBDS* 基因突变。Shwachman-Diamond 综合征的严重并发症包括骨髓增生异常综合征和急性髓系白血病,约有 5% 到 36% 的患者会发生上述恶性转化。国际血液和骨髓移植研究中心的一项研究发现,在因骨髓增生异常综合征而接受造血干细胞移植(HSCT)的年轻患者中,有 4% 患有 Shwachman-Diamond 综合征。Shwachman-Diamond 综合征的标准治疗方法尚未达到共识,目前常用的方法主要为化疗和造血干细胞移植。

因此,这项多中心历史性队列研究的目的在于回顾性追踪随访合并骨髓增生异常综合征或急性髓系白血病的 Shwachman-Diamond 综合征患者的人口学特征、疾病特征、病理诊断、治疗效果和总体生存情况,为 Shwachman-Diamond 综合征的医疗管理提供依据。

二、研究方案

1. 研究设计

本案例采用多中心回顾性队列设计。

2. 研究对象

患者队列来自北美 Shwachman-Diamond 综合征注册中心,包括美国和加拿大共 17 家医院。

纳入标准:具有 SBDS 双等位基因突变或符合血细胞减少和胰腺功能障碍的 Shwachman-Diamond 综合征患者,需合并骨髓增生异常综合征或急性髓系白血病。没有年龄限制。

3. 数据收集与方法

从电子医疗记录中提取的数据包括患者所有已取消身份标识的组织学样本和有关 Shwachman-Diamond 综合征、骨髓增生异常综合征、急性髓系白血病的遗传信息,患者临床诊断及疾病特征,以及患者诊断日期、所接受的治疗、治疗毒性反应和疗效的数据。

临床缓解的标准由所在地医师根据临床实践建立;两组独立的病理学专家根据 WHO 2016 诊断标准进行中心病理学审查,如果中心审查结果与当地报告不同,患者将被重新分类。

4. 统计分析方法

连续变量用均值(标准差)或中位数(四分位数间距)表示;二分类变量用百分比和 95% CI 表示。Fisher 确切概率法用于比较分类变量。绘制 Kaplan-Meier 生存曲线估计总生存期,对数秩检验用于生存曲线组间比较。

三、主要结果与结论

1. 基线特征

收集自 2001 年 3 月 1 日至 2017 年 10 月 5 日的临床记录,中位随访时间为 4.9 年。全队列共计 36 人,30 例具有 SBDS 双等位基因突变,6 例具有血细胞减少和胰腺功能障碍。在 27 例可获得组织学样本的患者中,有 15 例(56%)中央病理学诊断与当地诊断一致。

2. 随访结果

26 例骨髓增生异常综合征患者中有 9 例(35%),10 例急性髓系白血病患者中有 1 例(10%)在确诊后接受了粒细胞集落刺激因子(G-CSF)治疗。22 例骨髓增生异常综合征中有 8 例(36%),10 例急性髓系白血病中有 8 例(80%)观察到三个及以上染色体异常($P=0.064$)。骨髓检查显示,Shwachman-Diamond 综合征基线骨髓形态学异常以骨髓、红系、巨核细胞系轻度发育不良为主。基线形态学异常在髓系中最为明显，成熟的中性粒细胞通常具有核碎裂和颗粒减少现象。伴有骨髓增生异常综合征的患者则表现出更为明显的髓系异常，包括突出的核低分叶，胞质低颗粒化以及具有明显增大的髓样前体和嗜碱性细胞质，多数骨髓增生异常综合征的病例也有较明显的异常红细胞生成。

有 30 例（88%）患者可提取治疗数据。共有十种不同的初始化疗方案，包括低甲基化药物（$n=2$）和减瘤化疗（$n=8$）。16 例患者在初始治疗中接受 HSCT，移植前共有 13 种低强度预处理方案和 3 种清髓性预处理方案。合并急性髓系白血病患者和合并骨髓增生异常综合征患者从确诊到首次药物治疗的中位时长分别为 0.3 个月和 4.7 个月；接受 HSCT 的患者从确诊到移植的中位时长均为 4.6 个月。

在 26 例骨髓增生异常综合征患者中，14 例接受了早期 HSCT，4 例接受了早期化疗。接受早期 HSCT 患者中有 10 例（71%）在 HSCT 后达到完全缓解，其中 7 例依然存活（中位随访时间为 82 个月），2 例因治疗相关毒性死亡（HSCT 后 4 个月和 6 个月），1 例死于复发（HSCT 后 9 个月），3 例移植失败后死亡，1 例 39 个月后失访。接受早期化疗的患者只有 1 例（25%）获得完全缓解，1 例在接受 HSCT 4 个月后并发多器官衰竭死亡，2 例分别在 4 个月和 7 个月时因感染和所患疾病死亡。4 例骨髓增生异常综合征患者未接受治疗，2 例分别在 2 个月和 92 个月时死于疾病进展，另 2 例分别在 18 个月和 121 个月时失访。12 例患者接受了急性髓系白血病的治疗。其中 10 例（83%）在 HSCT 前接受了化疗（2 例应用次甲基化剂，8 例进行了减瘤化疗），只有 1 例在确诊时无细胞遗传学异常的患者获得完全缓解，该患者经过三次移植（两次移植失败），总生存期达 49 个月。9 例接受化疗的患者均死亡，中位生存期为 9 个月。另 2 例患者接受了早期 HSCT 治疗；1 例患者获得完全缓解，而在治愈后 9 个月死于与治疗有关的并发症；另 1 例从骨髓增生异常综合征转化为急性髓系白血病后接受了 HSCT，移植前未经减瘤化疗，在移植后 6 个月时仍保持无病存活。

Shwachman-Diamond 综合征伴急性髓系白血病患者的中位随访时间为 4.1 年，初诊急性髓系白血病患者的 3 年总生存率为 11%（95% CI：1%～39%），中位总生存期为 1 年（95% CI：0.2～2.4）。Shwachman-Diamond 综合征伴骨髓增生异常综合征患者的中位随访时间为 5.1 年，3 年总生存率为 51%（95% CI：29%～68%），中位生存期为 7.7 年。亚组分析显示，年龄对合并急性髓系白血病患者和合并骨髓增生异常综合征患者的总生存期均无显著影响（合并急性髓系白血病：HR = 1.03，$P=0.35$；合并骨髓增生异常综合征：HR = 1.03，$P=0.11$）。诊断与治疗时间也对总生存期无显著影响（诊断年份：HR = 1.0，$P=0.57$；治疗年份：HR = 1.0，$P=0.83$）。合并急性髓系白血病的 10 例患者中有 8 例（80%）具有细胞遗传学异常，合并骨髓增生异常综合征的 22 例患者中有 8 例（36%）具有细胞遗传学异常，这 8 例患者的 3 年总生存率为 15%（95% CI：1%～47%），其他无细胞遗传学异常的患者 3 年总生存期为 64%（95% CI：34%～83%）（$P=0.15$）。

36 例患者中的 33 例（92%）在发生髓系恶性肿瘤之前患有 Shwachman-Diamond 综

合征。接受连续骨髓检查的 19 例患者和未接受连续骨髓检查的 14 例患者中位随访时间相近（检查组 6.5 年；未检查组 4.7 年；$P = 0.79$）。两组平均总生存期分别为 7.7 年与 1.1 年，3 年总生存率估分别为 62% 和 28%。在接受骨髓监测的 14 例患者中，有 8 例具有先前的骨髓异常，在诊断为骨髓增生异常综合征（$n = 5$）、骨髓增生异常综合征伴有原始细胞 1/2（$n = 1$）和急性髓系白血病（$n = 2$）之前骨髓异常加重。15 例患者可提供诊断为恶性肿瘤前的纵向全血细胞计数数据，在确诊为骨髓增生异常综合征或急性髓系白血病之前，6 例患者仅有轻度血细胞减少，2 例稳定，4 例血细胞数波动。血细胞计数没有进行性变化并不能排除骨髓疾病，这表明单独进行全血细胞计数监测可能比全血细胞计数和骨髓检查相结合的灵敏度低。

3. 主要结论

这项回顾性队列报告了 Shwachman-Diamond 综合征伴有骨髓增生异常综合征或急性髓系白血病患者的临床特征和治疗结果，发现 Shwachman-Diamond 综合征并伴有骨髓增生异常综合征或急性髓系白血病的患者总体预后较差，需要改进目前疾病的监测方式、风险分层方法和治疗方式，为具有转化为骨髓增生异常综合征或急性白血病风险的 Shwachman-Diamond 综合征患者提供有效的预防和治疗策略。

研究设计解读

本研究是一项回顾性队列研究，即观察起点在过去而观察终点是现在。回顾性队列仅适用于：队列的暴露在过去已被准确测量，结局在过去或现在被测量；有完整可靠的记录或档案材料；对不符合要求的记录，有办法进行弥补或补充。就统计方法而言，回顾性队列与前瞻性队列没有本质的区别，二者的主要区别在于资料收集方向的不同。表 3-2-1 详细展示了三种队列研究各自的优点和缺点。

表 3-2-1　不同类型队列研究的比较

	前瞻性队列	回顾性队列	双向性队列
资料收集方向	前瞻性	回顾性	前瞻性 + 回顾性
优点	根据研究对象现在的暴露情况分组，前瞻性地收集暴露与结局资料　严格按照研究方案的要求收集相关数据，因此数据的质量较高	根据研究对象过去的暴露情况分组，虽资料收集为回顾性，但依然保持先因后果的顺序　不需要进行前瞻性随访，研究开始时，研究对象已经出现结局　节省时间，短时间完成资料收集，可快速得到结果	兼顾前瞻性队列和回顾性队列的优点，也弥补了不足

	前瞻性队列	回顾性队列	双向性队列
缺点	随访周期长 样本量大 花费大 可能存在一定程度的失访	需要足够完整可靠的历史暴露和结局资料 历史资料不是以研究为目的收集的,可能存在资料不完整、信息不齐全	/
应用条件	结局事件发生率较高,超过5% 充足的研究资源(足够的目标人群、专业研究人员、研究经费、可靠的测量技术)	研究者已有可以反映研究对象过去暴露情况的历史资料	当回顾性队列收集的历史资料不能提供足够的结局信息,仍需要前瞻性随访一段时间

从循证医学金字塔的角度,队列研究的最大优点在于提供的因果关联证据性强,仅次于 RCT 的证据强度。相比于病例-对照研究的因果倒序和描述性研究的因果次序模糊,队列研究建立了明确的先因后果的因果时序性,可以直接通过因果顺序估计风险,确定暴露与结局之间的关联。虽然队列研究不可避免地存在混杂因素,但通过严格的资料收集过程、结局事件客观化、招募较大样本量、长期随访和统计学方法平衡混杂等一系列措施,获得的结果仍具有很高的可信度。其次,队列研究适合关注在人群中暴露率很低的因素,可以有选择的招募具有特殊暴露因素的人群,也可以在罕见暴露人群中高比例抽样,在非暴露人群中低比例抽样,提高研究的效率。队列研究还可以观察单一暴露因素下可能发生的多种结局,并且直观地观察到疾病或病程的自然史,直接计算结局事件的发生率(发病率、死亡率、复发率、不良反应发生率)与评估危险度效应指标(RR、AR、AR%)。但队列研究的开展需要较大的样本量、较长的研究周期、足够的经费和严格的实施过程,因此病因研究模式下的队列研究并不适用于罕见病,因为可能在动用了大量研究人员,消耗了大量的研究经费与时长后仍不能获得分析所需的罕见病例数。

总体来看,队列研究相对于其他研究类型偏倚较少,较为常见的偏倚主要有失访偏倚、选择偏倚、诊断怀疑偏倚、混杂偏倚。

(1)失访偏倚:队列研究的一大难点在于如何控制失访,在长期随访过程中,不可避免地出现研究对象的迁移、不愿继续合作而退出或其他原因死亡等情况,暴露组和非暴露组之间差异性失访不但造成资料收集不完整,也可能直接影响因果关联的可靠性。失访偏倚可通过提高研究对象依从性进行控制,通常可以接受的失访率在 10%以下,超过 20%的失访会被认为研究结果失信。失访偏倚可以通过比较两组失访率来判断组间失访差异，如果差异不明显且失访率在可接受的范围内，我们可认为失访是随机发生的，对研究结果的影响不大。

（2）选择偏倚：可以通过在研究设计阶段设定详细的纳排标准、招募过程中严格遵守纳排标准的方式进行控制，保证入选的研究对象具有较高代表性，组成的队列是目标人群的无偏样本。

（3）诊断怀疑偏倚：是指研究人员因为事先知道研究对象的暴露情况与分组，主观上认为暴露组发生结局事件的可能性一定高于非暴露组，于是在结局评估时对暴露组和非暴露组采用了不同的评估方法，为暴露组的研究对象做非常详细的询问和细致的检查、使用更多的方法和更为灵敏的仪器对其样本进行检测，尽量提高暴露组结局事件的检出率，而对于非暴露组的检查可能会不够仔细，由此导致研究结果产生偏倚。诊断怀疑偏倚的另一种表现形式是当研究对象了解到自己具有某些暴露特征，也了解到所参加研究规定的结局，其主观上会怀疑自己具有的这些暴露因素也许会导致自己发生规定的结局事件，那么在结局评估阶段可能对研究结果造成偏倚。诊断怀疑偏倚的控制通常从培训调查员和盲法收集资料两方面入手，在研究开始前，系统规范的培训有助于调查员在之后资料收集过程中避免主观因素的干扰，盲法也能更好地保证调查员在资料收集阶段不受已知暴露分组的影响，对不同暴露特征的研究对象实施一致的检查。

（4）混杂偏倚：与其他观察性研究一样，队列研究也需考虑混杂因素带来的潜在偏倚。混杂因素与暴露因素有关，也是结局事件发生的风险因素，但其不处于暴露与结局之间的因果链上。混杂因素的引入会使建立的因果关联受到歪曲和干扰，导致研究结果与真实情况偏离。由于队列研究的各暴露组按照研究对象本身具有的暴露特征自然分组，不是随机对照试验中的随机化分组，所以各暴露组间的混杂因素分布不均，因此需要在设计与统计阶段对混杂因素进行控制，降低混杂偏倚。流行病学研究中常用的混杂偏倚控制方法包括设计阶段的限制、匹配、随机化和统计分析阶段的分层分析、多因素分析、标准化法。队列研究中控制混杂偏倚的手段通常为在设计阶段设置纳排标准，保证入选研究对象除暴露因素外，其他因素尽量均衡。资料分析阶段根据可疑混杂因素分层进行分层分析，或者使用多因素分析的统计方法将可疑的混杂因素纳入模型调整。

案例：小儿造血干细胞移植中抗胸腺细胞球蛋白暴露与 CD4$^+$ 免疫重建的关联

一、背景与研究目的

预处理方案中引入抗胸腺细胞球蛋白（ATG）是目前降低造血干细胞移植（HCT）

后移植物植入不良和移植物抗宿主病（GVHD）发生风险的常用手段。尽管该法能够降低 GVHD 和移植物植入不良的发生率，但移植后早期 T 细胞重建的延迟或缺乏，可能会导致病毒再激活和移植物抗白血病作用丧失等不良后果。

预处理方案中引入 ATG 虽为常规治疗方式，但其最佳的治疗窗口和时机尚未确定。有研究认为 ATG 的剂量水平与 GVHD、移植物植入不良、免疫重建有关，而 ATG 半衰期为 5 ~ 14 天，故 ATG 治疗时长可能对移植结果也有影响。此外，ATG 的最佳暴露可能也因移植类型而异。

该研究旨在使用药代动力学模型评估 ATG 暴露与临床结局之间的关系。采用回顾性分析探讨 ATG 不同暴露量与 HCT 各种结局如免疫重建、GVHD、移植物植入不良和生存之间的关系。

二、研究方案

1. 研究设计

本案例采用多中心回顾性队列设计。

2. 研究对象

患者来自荷兰乌得勒支大学医学中心和莱顿大学医学中心的儿童移植中心。入组标准：2004 年 4 月 1 日至 2012 年 4 月 1 日接受异基因移植且预处理方案中包含 ATG（仅限兔抗人胸腺细胞球蛋白）的所有患者（年龄 0.2 ~ 23 岁）。仅纳入第一次进行 HCT 的患者，适应证、细胞来源或 ATG 剂量均无限制。签署知情同意书。排除标准：该研究排除了 HCT 前 3 个月内接受除兔抗人胸腺细胞球蛋白外的血清治疗的患者，以及 HCT 后 1 个月内产生中和性 IgG 抗 ATG 抗体的患者。

3. 数据收集与方法

收集临床数据并登记到临床数据库。采集血液样本用于测量 ATG 浓度。

4. 程序

患者接受 10 mg/kg ATG，首次注射的中位时间为移植前 5 天（1 ~ 19 天）。每日给药方式为持续 4 小时的匀速输注或以 4 ~ 5 小时的递增速度输注。

预处理方案：对于静脉给予含白消安的治疗方案，治疗药物监测目标是在清髓条件下曲线下面积（AUC）达（75 ~ 95）（mg·h）/d。重型再生障碍性贫血和范可尼贫血的患者可使用低剂量 ATG 治疗。患者接受肠道消毒、感染预防和 GVHD 预防。GVHD 预防药物主要为环孢素 A，其目标谷浓度为（150 ~ 250）μg/L，脐带血移植患者联合泼尼松每天 1 mg/kg；非相关供体移植患者联合霉酚酸酯每天 15 mg/kg 或甲氨蝶呤 10 mg/m^2（移植后 1、3、6 天）。患者白细胞计数达到 0.3 × 10^9/L 后，至少每隔一周用流式细胞术检测一次淋巴细胞亚群，包括 CD3$^+$、CD4$^+$ 和 CD8$^+$ T 细胞、B 细胞和自然杀伤细胞，此后每月检测一次直至 HCT 后 6 个月。

5. 评价指标

研究将主要结局规定为免疫重建。在 HCT 之后 100 天内连续两次测量，CD4$^+$T 淋巴细胞计数至少达到 0.05×10^9/L 被认为免疫重建成功。该研究也探讨了 ATG 暴露和总生存率、无事件生存率、非复发和复发死亡率、急性和慢性 GVHD、移植物植入不良、移植类型之间的关系。此外，该研究分析了 CD3$^+$、CD8$^+$T 细胞与自然杀伤细胞重建和临床终点之间的关系。

6. 统计分析方法

该研究评估了主要指标和患者相关协变量（移植时的年龄、性别和巨细胞病毒状态），疾病（恶性肿瘤、原发性免疫缺陷、骨髓衰竭、良性非原发性免疫缺陷），供体因素（HLA 差异和巨细胞病毒状态），预处理方案（清髓或降低强度），ATG 暴露量度（最大浓度、HCT 时的浓度、清除率、达到低于 1 AU/mL 淋巴溶解浓度的天数、总 AUC，HCT 之前的 AUC 和 HCT 之后的 AUC）的关系。根据不同的 ATG 暴露或患者特征（包括干细胞来源）进行亚组分析。

选择单因素分析 P 值小于 0.05 的变量进行多因素分析检验。使用 Kaplan-Meier 计算无事件生存率和总生存率。单因素比较采用双侧 log-rank 检验。使用 Cox 比例风险模型分析了时间依赖结局。对于非复发死亡率、复发相关死亡率、急性 GVHD、慢性 GVHD 和移植物植入不良，该研究采用 Fine-Gray 竞争风险模型分析。

三、主要结果与结论

1. 基线特征

本研究纳入 251 例患者（表 3-2-2）。骨髓［118 例（47%）］和脐带血［91 例（36%）］是主要的造血干细胞来源，中位随访时间为 111 周（IQR：32 ~ 209）。

表 3-2-2　人口学特征和基线信息

	Leiden（$n = 142$）	Utrecht（$n = 109$）	合计（$n = 251$）
年龄	6.2（0.4 ~ 18.6）	5.9（0.2 ~ 22.7）	6.2（0.2 ~ 22.7）
性别			
男	96（68%）	61（56%）	157（63%）
女	46（32%）	48（44%）	94（37%）
ATG 开始日期（移植前天数）	5（3 ~ 9）	5（1 ~ 19）	5（1 ~ 19）
累积剂量			
<9	4（3%）	5（5%）	9（4%）
9 ~ 11	136（96%）	97（89%）	233（93%）

续表

	Leiden（n = 142）	Utrecht（n = 109）	合计（n = 251）
>11	2（1%）	7（6%）	9（4%）
患者采集血样	15（5.13）	6（2.53）	11（5.96）
诊断			
肿瘤	69（49%）	47（43%）	116（46%）
免疫缺陷	23（16%）	28（26%）	51（20%）
骨髓衰竭	6（4%）	9（8%）	15（6%）
良性疾病	44（31%）	25（23%）	69（27%）
干细胞来源			
骨髓	89（63%）	29（27%）	118（47%）
外周血	30（21%）	12（11%）	42（17%）
脐带血	23（16%）	68（62%）	91（36%）
预处理方案			
低强度	0（0%）	6（6%）	6（2%）
基于化疗的骨髓抑制	103（73%）	88（81%）	191（76%）
基于 TBI 的骨髓抑制	39（27%）	15（14%）	54（22%）
受体 CMV 阳性	70（49%）	56（51%）	126（50%）
供者 CMV 阳性	57（40%）	19（17%）	76（30%）
随访（周）	126（3 ~ 427）	84（1 ~ 382）	111（1 ~ 427）

2. 主要结果

移植后 ATG 的曲线下面积（AUC）是 CD4$^+$ T 细胞免疫重建成功的预测指标。随着 HCT 后暴露量的增加（范围 0 ~ 480 AU·d/mL），在移植后前 100 天内免疫重建成功的机会随 AUC 升高而降低（OR = 0.991；95% CI：0.987 ~ 0.996；$P < 0.0001$）（图 3-2-1A）。在多因素分析中，HCT 后低 AUC、匹配供体、骨髓或外周血干细胞来源与成功的免疫重建有关。表 3-2-3 列出了 ATG 暴露对临床结局影响的多因素分析结果；HCT 后 AUC 影响免疫重建，而 HCT 前 AUC 影响急性和慢性 GVHD 以及移植物植入不良。

该研究还关注了移植物类型对免疫重建和生存结局的影响。图 3-2-2 显示了在全人群、接受脐带血移植的患者和接受骨髓或外周血干细胞移植的患者中，ATG 对 CD4$^+$ T 细胞重建和总生存率的影响。该研究根据 HCT 后暴露量将队列分为四组；根据 HCT 后暴露量的四分位数（分别为 20、50、100 AU·d/mL）选择截断值。不同干细胞来源的 CD4$^+$ T 细胞重建有显著差异。在脐带血组中，AUC 最低四分位数以上的免疫重建降

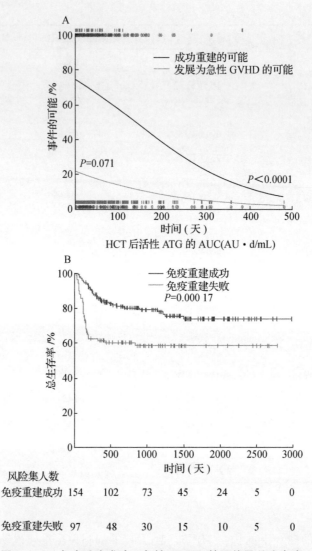

图 3-2-1　免疫重建成功、急性 GVHD 的可能及总生存率

低（ <20 AU·d/mL *vs.* ≥20 AU·d/mL； P = 0.0024 ）（图 3-2-2B），而在骨髓或外
周血干细胞组中，仅在最高四分位中发现免疫重建下降（ <100 AU·d/mL *vs.* ≥100
AU·d/mL； P = 0.0024 ）（图 3-2-2C）。脐带血最低暴露组（ <20 AU·d/mL ） CD4[+]
T 细胞重建量与骨髓或外周血干细胞的重建量（ P = 0.54 ）相似。

　　第 100 天免疫重建成功与总生存率的提高相关（ HR = 0.49； 95% CI： 0.29 ~ 0.81；
P = 0.0047 ）（图 3-2-1B）。在多因素分析中，诊断分型和不匹配供体与较差的生存率
有关。4 个移植后 ATG 暴露组的总生存率有显著差异。脐带血组中 HCT 后 AUC 最低组
较其他 AUC 分组生存率有较小提高（ P = 0.079 ）（图 3-2-2E）。骨髓和外周血干细胞
组中，AUC 暴露程度最高组与其他暴露组相比预后较差（ P = 0.000 21 ）（图 3-2-2F）。

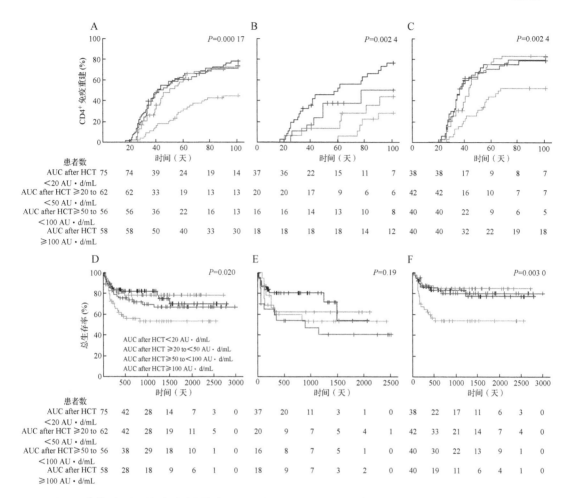

患者数																		
AUC after HCT <20 AU·d/mL	75	74	39	24	19	14	37	36	22	15	11	7	38	38	17	9	8	7
AUC after HCT ≥20 to <50 AU·d/mL	62	62	33	19	13	13	20	20	17	9	6	6	42	42	16	10	7	7
AUC after HCT≥50 to <100 AU·d/mL	56	56	36	22	16	13	16	16	14	13	11	8	40	40	22	9	6	5
AUC after HCT ≥100 AU·d/mL	58	58	50	40	33	30	18	18	18	18	14	12	40	40	32	22	19	18

患者数																		
AUC after HCT <20 AU·d/mL	75	42	28	14	7	3	0	37	20	11	3	1	0	38	22	17	11	6	3	0
AUC after HCT ≥20 to <50 AU·d/mL	62	42	28	19	11	5	0	20	9	7	5	4	1	42	33	21	14	7	4	0
AUC after HCT≥50 to <100 AU·d/mL	56	38	29	18	10	1	0	16	8	7	5	1	0	40	30	22	13	9	1	0
AUC after HCT ≥100 AU·d/mL	58	28	18	9	6	1	0	18	9	7	3	2	0	40	19	11	6	4	1	0

HCT 后 ATG 曲线下面积对免疫重建的效应：（A）全人群；（B）接受脐带血患者；（C）接受骨髓或外周干细胞移植。HCT 后 ATG 曲线下面积对患者总生存率的效应：（D）全人群；（E）接受脐带血患者；（F）接受骨髓或外周干细胞移植。

图 3-2-2 CD4$^+$T 细胞重建和总生存（依据不同类型的干细胞来源移植后的曲线下面积）

表 3-2-3 多因素分析

	单因素	多因素	
	P 值	HR（95% CI）	P 值
HCT 后 AUC	<0.0001		
CD4$^+$免疫重建	<0.0001	0.995（0.991～0.998）	0.0049
总生存	<0.0001	1.001（0.998～1.004）	0.50
2～4 级 aGVHD	<0.0001	0.992（0.984～1.001）	0.078
3～4 级 aGVHD	<0.0001	0.995（0.985～1.006）	0.40
慢性广泛性 GVHD	<0.0001	0.998（0.990～1.005）	0.57

续表

	单因素	多因素	
	P 值	HR（95% CI）	P 值
HCT 后 AUC			
2~4 级 aGVHD	<0.0001	0.979（0.963~0.994）	0.0081
3~4 级 aGVHD	<0.0001	0.975（0.952~0.998）	0.033
慢性广泛性 GVHD	<0.0001	0.983（0.968~0.998）	0.029
移植失败	<0.0001	0.981（0.965~0.997）	0.020
免疫重建			
总生存	0.0002	0.489（0.295~0.809）	0.0047
非复发性死亡	0.0002	0.403（0.213~0.774）	0.0062
髓系白血病复发死亡	0.024	0.248（0.082~0.761）	0.015
淋系白血病复发死亡	0.74	4.833（0.931~25.091）	0.061

第 100 天免疫重建成功也与无事件生存率的提高相关（HR = 0.45；95% CI：0.29~0.69；$P < 0.0001$）（图 3-2-1B）。CD4$^+$ 重建在 100 天内可影响非复发死亡率、复发和复发相关死亡率。100 天免疫重建成功的患者相对于免疫重建不成功的患者非复发死亡率更低（HR = 0.40；95% CI：0.21~0.77；$P = 0.0062$），部分非复发性死亡与感染有关，同时也受到免疫重建情况的影响（$P = 0.010$）。不匹配供体与非复发死亡率降低相关，骨髓恶性肿瘤患者 100 天免疫重建成功与复发相关死亡率降低有关（HR = 0.25；95% CI：0.08~0.76；$P = 0.015$）。

为了确定靶向和个体化剂量的最佳治疗窗口，对 53 例因良性疾病接受脐血移植的患者和 105 例接受 HLA 匹配的骨髓和外周血干细胞移植的患者进行亚组分析，结果发现移植后 ATG AUC 与总体生存直接相关。在接受脐带血移植并有良性基础疾病的患者中，HCT 后 AUC 高于或低于中位数（20 AU·d/mL）都会影响总生存率（HR = 5.1；95% CI：1.2~23.1；$P = 0.035$）（图 3-2-3A）。在接受匹配骨髓或外周血干细胞移植的患者中，50 AU·d/mL 为总生存率的最佳预测值（HR = 4.19；95% CI：1.24~14.18；$P = 0.021$）（图 3-2-3B）。

在 logistic 回归分析中，急性 2~4 级 GVHD 的发生不受 HCT 后 AUC 的影响（OR = 0.999；95% CI：0.996~1.003；$P = 0.78$）（图 3-2-1A）。按照暴露量四分位数（<20、≥20~50、≥50~100、≥100 AU·d/mL）分组，移植后 ATG 暴露不影响骨髓和外周血干细胞受者的 2~4 级急性 GVHD（$P = 0.85$）、3~4 级急性 GVHD（$P = 0.84$）和慢性 GVHD（$P = 0.23$），脐带血受者移植后 ATG 暴露影响 2~4 级急性 GVHD（$P = 0.005$），但不影响 3~4 级急性 GVHD（$P = 0.15$）和慢性 GVHD（$P = 0.60$）。然而在不同的 ATG 暴露下，HCT 前 AUC 与急慢性 GVHD 和移植物植入不良的相关性最强

A

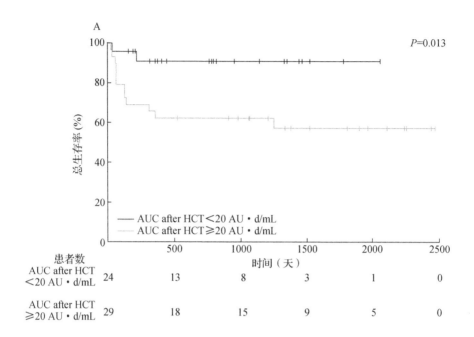

患者数					
AUC after HCT <20 AU · d/mL	24	13	8	3	1	0
AUC after HCT ≥20 AU · d/mL	29	18	15	9	5	0

B

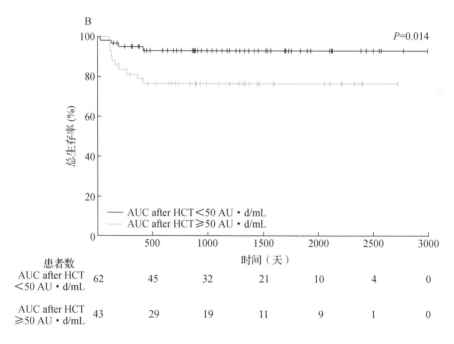

患者数					
AUC after HCT <50 AU · d/mL	62	45	32	21	10	4	0
AUC after HCT ≥50 AU · d/mL	43	29	19	11	9	1	0

（A）良性基础疾病的脐带血移植患者，HCT 后 AUC≥20 AU · d/mL 或 <20 AU · d/mL；（B）接受完全匹配供体骨髓和外周血干细胞移植，HCT 后 AUC≥50 AU · d/mL 或 <50 AU · d/mL。

图 3-2-3 移植后不同 AUC 亚组的生存曲线

（图 3-2-4），移植前暴露高于 40 AU · d/mL 与 2~4 级急性 GVHD 发生率显著降低相关（HR = 0. 979，95% CI：0. 963~0. 994；P = 0. 0081）（图 3-2-4A），与 3~4 级急性

GVHD 发生率显著降低相关（HR = 0.975，95% CI：0.952 ~ 0.998；*P* = 0.033）（图 3-2-4B）。除移植前 AUC，恶性疾病和男性均与急性 GVHD 发生相关。HCT 前较高的 AUC 也可以降低广泛性慢性 GVHD（HR = 0.983，95% CI：0.968 ~ 0.998；*P* = 0.029）（图 3-2-4C）和移植物植入不良的发生率（HR = 0.981，95% CI：0.965 ~ 0.997；*P* = 0.020）（图 3-2-4D）。

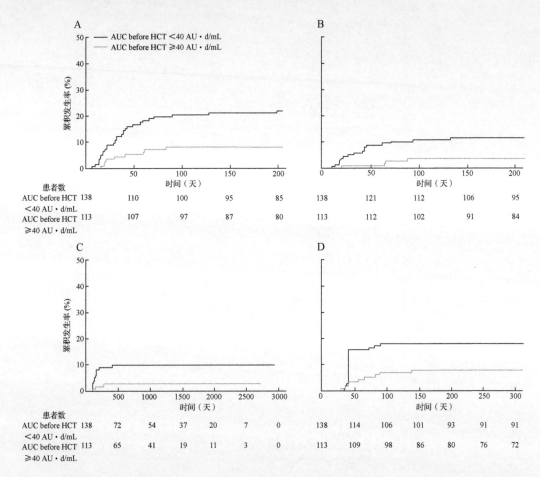

（A）2~4 级急性 GVHD 累积发生率；（B）3~4 级急性 GVHD 累积发生率；（C）慢性 GVHD；（D）移植失败。

图 3-2-4　移植前不同 AUC 分组累计急性/慢性 GVHD 和移植物失败累计发生率

3. 主要结论

该研究结果提示，可通过调整 ATG 剂量和治疗窗口提高 HCT 后 ATG 治疗的有效性和安全性，HCT 前后的个体化给药可以改善儿科患者 HCT 后的生存情况。

研究设计解读

本研究为一项回顾性队列研究，上一个案例已经阐述了前瞻性队列研究、回顾性队列研究和双向队列研究的优缺点。本案例重点解析队列研究中使用最为广泛的统计学分析方法——生存分析。生存分析是将终点事件的出现与否和到达终点所经历的时间相结合起来分析的一类统计分析方法，如今已经成为生物统计领域中的一个重要分支。

患者最后的结局固然重要，到达结局的时间同样也是反映治疗效果的重要因素。生存分析可以很好地处理队列研究中带有"时间属性"的数据。根据研究目的不同应该采用不同的生存分析方法。本部分内容针对上述队列研究中出现的生存分析方法进行简要介绍，主要包括 Kaplan-Meier 曲线、Log-rank 检验、Cox 比例风险模型。在介绍上述方法之前，首先介绍一些基本的概念。

生存分析将生存时间分为完全数据和删失数据，前者是指在规定的观察期内，对某些观察对象观察到了研究终点事件，从起点到终点事件发生所经历的时间，成为生存时间的完全数据。然而，生存分析的一个重要特性就是随访期间不是所有患者都会出现研究者所关心的结局。对于某些观察对象由于某种原因未能观察到终点事件发生，并不知道确切的生存时间，称为生存时间的删失数据。删失数据产生的原因可能是研究结束时终点事件尚未发生，或者研究对象发生失访，或者研究对象由于死于其他原因等终止观察。生存分析中一般以生存时间为横轴，生存率为纵轴，连接各个时间点所对应的生存率得到生存曲线。

（1）Kaplan-Meier 曲线

Kaplan-Meier 曲线简称 KM 曲线，是估计生存率的一种常用方法。该方法又称为乘积极限法。KM 的计算逻辑是，计算每个时间点的生存概率，然后通过累乘的方式得到每个时间点的生存率。在本研究中通过 Kaplan-Meier 计算无事件生存率和总生存率。

（2）Log-rank 检验

若要比较两组或多组生存曲线有无统计学意义则需要通过假设检验来回答，最常用的方法就是 log-rank 检验（注意这里的"log"与"对数"毫无关系）。Log-rank 检验能充分利用生存时间（包括删失数据），而且能对各组的生存曲线做整体比较，因此在实际工作中应用较多。其基本思想是：当 H_0 成立时，根据 t_i 时刻的死亡率，可计算出 t_i 时刻上各组的理论死亡数；将所有时刻各组的理论死亡数据累加，便得到各组的理论死亡总数 T_g；将 T_g 和各组的实际死亡数 A_g 作比较，就形成 log-rank 检验的 χ^2 统计量。

$$\chi^2 = \sum_{g=1}^{k} \frac{(A_g - T_g)^2}{T_g} \quad \nu = k-1$$

其中 k 表示组数。H_0 为真时，各组实际死亡总数和理论死亡总数应该比较接近，χ^2 值比较小，检验统计量 χ^2 近似服从自由度为 $k-1$ 的 χ^2 分布；若各组实际死亡总数和理论死亡总数相差相对较大，则 χ^2 值相对比较大。在本研究中，生存曲线的比较均使用 Log-rank 检验。需要注意的是，Log-rank 检验用于整条生存曲线的比较，如要比较两条生存曲线某时间点出的生存率，如 2 年生存率或 3 年生存率，可以按两个率比较的正态近似法，公式如下：

$$Z = \frac{\hat{S}_1(t) - \hat{S}_2(t)}{\sqrt{SE^2[\hat{S}_1(t)] + SE^2[\hat{S}_2(t)]}}$$

Log-rank 检验属于但因素分析方法，应用条件是除了比较因素外，影响生存率的各协变量组间均衡可比，如果需要调整协变量则需要 Cox 比例风险回归模型。

（3）Cox 比例风险模型

Log-rank 检验属于单因素分析方法，若同时分析众多因素对研究终点和到终点时间的影响，传统的多因素方法则无能为力。在病例 – 对照研究中曾提到 logistic 回归，该方法仅能考虑终点是否发生，而不能考虑出现终点的时间长短，无论死亡发生在随访早期还是晚期，对它们处理相同。Cox 比例风险模型以生存结局和生存时间为因变量，可以同时分析众多因素对生存期的影响，分析带有删失生存时间的资料，且不要求资料服从特定的分布类型。由于该模型具有上述优良性质，因此在队列研究中得到广泛应用。

Cox 模型的表达式为：$h(t) = h_0(t)\exp(\beta_1 X_1 + \beta_2 X_2 + \cdots + \beta_p X_p)$。$X$ 为自变量，$h_0(t)$ 为基准风险函数，β 为各自变量的偏回归系数。该模型假定个体在 t 时刻的风险函数为两个因子的乘积，第一个因子为基准风险函数；第二个因子为以 p 个自变量的线性组合为指数的指数函数，其中回归系数反映自变量的效应。Cox 模型对第一个因子 $h_0(t)$ 的内容不做任何假设，第二个因子具有参数模型的形式，所以，Cox 模型是一种半参数模型。任意两个个体风险函数之比，及风险比为：$HR = \dfrac{h_i(t)}{h_j(t)} = \dfrac{h_0(t)\exp(\beta_1 X_{i1} + \beta_2 X_{i2} + \cdots + \beta_p X_{ip})}{h_0(t)\exp(\beta_1 X_{j1} + \beta_2 X_{j2} + \cdots + \beta_p X_{jp})}$，该比值与 $h_0(t)$ 无关，也与实践无关，即模型中自变量的效应不随时间而改变，称为比例风险假定（PH）。

在使用 Cox 模型时有一些注意事项。首先，Cox 模型的基本假定是比例风险假定，只有在满足该假定的前提下，基于此模型的分析预测才是可靠有效的。检查某自变量是否满足 PH 假定最简单的方法就是观察按该变量分组的 K-M 生存曲线是否有明显的交叉，也可以通过假设检验的方法进行验证，这里不再展开。此外，根据经验估算 Cox 模型所需要的样本量至少要相当于协变量个数的 10 ~ 15 倍阳性结局事件数。

参考文献

[1] FOX C P, CIVALLERO M, KO Y H, et al. Survival outcomes of patients with extranodal natural-killer T-cell lymphoma：a prospective cohort study from the international T-cell Project. Lancet Haematol, 2020, 7 (4)：e284 – e294.

［2］ KYLE R A, LARSON D R, THERNEAU T M, et al. Long-Term Follow-up of Monoclonal Gammopathy of Undetermined Significance. N Engl J Med, 2018, 378 (3): 241 – 249.

［3］ MYERS K C, FURUTANI E, WELLER E, et al. Clinical features and outcomes of patients with Shwachman-Diamond syndrome and myelodysplastic syndrome or acute myeloid leukaemia: a multicentre, retrospective, cohort study. Lancet Haematol, 2020, 7 (3): e238 – e246.

［4］ ADMIRAAL R, VAN KESTEREN C, JOL-VAN DER ZIJDE C M, et al. Association between anti-thymocyte globulin exposure and CD4$^+$ immune reconstitution in paediatric haemopoietic cell transplantation: a multicentre, retrospective pharmacodynamic cohort analysis. Lancet Haematol, 2015, 2 (5): e194 – e203.

［5］ EUSER A M, ZOCCALI C, JAGER K J, et al. Cohort studies: prospective versus retrospective. Nephron Clin Pract, 2009, 113 (3): c214 – 7.

［6］ BELBASIS L, BELLOU V. Introduction to Epidemiological Studies. Methods Mol Biol, 2018, 1793: 1 – 6.

［7］ GRIMES D A, SCHULZ K F. Cohort studies: marching towards outcomes. Lancet, 2002, 359 (9303): 341 – 345.

［8］ 刘媛媛, 李长平, 胡良平. 生存资料回归模型分析——生存资料及其统计分析方法概述. 四川精神卫生, 2020, 33 (1): 21 – 26.

［9］ 姚婷婷, 刘媛媛, 李长平, 等. 生存资料回归模型分析——生存资料 Cox 比例风险回归模型分析. 四川精神卫生, 2020, 33 (1): 27 – 32.

［10］ GRIMES D A, SCHULZ K F. Bias and causal associations in observational research. Lancet, 2002, 359 (9302): 248 – 252.

第四章　病例－对照研究

　　病例－对照研究从命名中即可看出，该研究将研究对象按照是否患病分为两组，一组病例组和一组对照组。研究者怀疑病例组是具有某种特殊暴露因素才导致他们患病，所以分别调查并比较两组中这种暴露因素的分布情况，来确认暴露与患病结局之间是否存在关联。如果该因素在病例组的暴露比（暴露人数/非暴露人数）高于对照组的暴露比，研究者就有理由认为该暴露因素是病因。同样，在临床场景下将结局事件规定为复发，某病的患者群体里有的患者复发了，有的患者没有复发，医生怀疑复发的一组很可能具有某种特殊因素导致他们比一般患者更容易复发，所以按照是否复发将患者分为两组，调查该特殊因素的暴露情况并计算暴露比，若复发组的暴露比高于未复发组的暴露比，可以认为这个因素是复发的风险因素。

　　在循证医学金字塔中，病例－对照研究位于队列研究之下，说明病例－对照研究提供的证据强度弱于队列研究。队列研究里我们一直强调先因后果去建立因果关联，但病例－对照研究中因果次序被颠倒，也就是从果到因的建立因果关联，反方向研究带来的不确定性在于研究者无法确认暴露（因）一定是发生在结局（果）之后，那研究结果的证据强度自然低于队列研究。很多人会将病例－对照与回顾性队列混淆，认为都是回顾性收集资料，但往往忽视了两个研究最大的差别是分组方式不同。虽然回顾性队列在研究开始时研究对象已经发生结局，但依然是根据暴露因素来分组；而病例－对照研究的组别是根据结局事件有无来划分，这是两类研究最重要的差别。

　　虽然病例－对照研究提供的证据强度较弱，但在某些领域依然具有相当大的优势。例如罕见病，由于可获取的病例数极少，研究者在极为受限的样本量下想设计队列研究探究病因或结局事件的风险因素是非常困难的，这时病例－对照研究就显现出其优点，一是可因罕见病的特殊性不计算样本量，二是根据现有的罕见病例寻找合适的对照即可，同时病例－对照无须像队列研究一样花费大量的时间、资源进行长期随访，可以在短时间内获得暴露与结局之间的关联，研究效率大大提高。

第一节 常规病例 – 对照研究

常规病例 – 对照研究是将研究对象按照是否患病或是否发生预期结局事件划分为病例组和对照组，以此来探讨病因或结局事件发生的风险因素。

案例：Ph（–）骨髓增殖性肿瘤患者动脉血栓形成对继发癌症的预测作用

一、背景与研究目的

费城染色体阴性骨髓增生性肿瘤（MPN）具有动脉、静脉血栓形成、出血的临床特征，以及转化为骨髓纤维化和急性髓系白血病的倾向。近期队列研究结果显示，MPN 患者容易发生继发性癌症和淋巴增生性疾病。有研究提示 MPN 引起的静脉血栓栓塞症（VTE）可能先于继发性恶性肿瘤，并且 MPN 动脉血栓形成比静脉血栓形成更为频繁，结合既往动脉血栓形成可以提示恶性肿瘤的证据，可以推测 MPN 动脉血栓形成能够预测继发癌症。一项研究从 European LeukemiaNet 中心招募了患有继发癌症的 647 例 MPN 患者和 1234 个匹配的无继发癌症的 MPN 患者，本研究的目的是重新利用该数据库探讨以下两个问题：①评估患有白血病、非黑色素瘤皮肤癌、黑色素瘤和血液系统肿瘤（不包括白血病）的 MPN 患者血管并发症发生频率和类型；②MPN 诊断后的动脉和静脉血栓是否可以预测继发性癌症。

二、研究设计和统计分析方法

本研究中病例组为诊断出继发癌症的 MPN 患者，对照组为无继发癌症的 MPN 患者。对于每个病例，在中心、性别、MPN 诊断时的年龄、MPN 诊断日期和 MPN 疾病持续时间方面最多匹配 3 个对照患者。主要血栓事件包括缺血性中风、短暂性缺血发作、急性心肌梗死、不稳定型心绞痛、外周动脉血栓形成、视网膜动脉或静脉阻塞、深静脉血栓形成（包括脑和内脏静脉血栓形成）和肺栓塞。血栓形成发生的时间限定在 MPN 诊断之前或同时发生。卡方检验或 Fisher 精确检验用于分类数据比较；t 检验或 Mann-Whitney U 检验用于连续变量比较。通过 Kaplan-Meier 方法估算 MPN 血栓形成的累积发生率，采用对数秩检验比较病例组和对照组之间的血栓形成曲线。拟合多变量条件 Logistic 回归模型估计与血栓形成相关的继发癌症的优势比（OR）和 95% 置信区间（CI）。

三、主要结果与结论

病例组最常见的 MPN 继发癌症为恶性上皮肿瘤，主要累及前列腺（$n = 121$）、乳房（$n = 88$）、肺（$n = 56$）或结直肠区域（$n = 56$）；病例与 1234 个匹配对照在人口统计学，MPN 类型和潜在的混杂因素方面具有可比性。MPN 病例组或对照组中约有 20% 在 MPN 之前或诊断时出现血栓形成（分别为 19.8% 与 21.1%；$P = 0.462$）。相反，MPN 诊断后发现血栓形成的比例存在显著差异。从诊断 MPN 到病例索引日期的中位观察时间为 4.5 年（四分位间距 1.5~8.2），对照组为 3.7 年（四分位间距 1.5~7.5），病例组血栓形成的百分比高于对照组（11.6% 与 8.1%；$P = 0.013$）。约三分之一的癌前血栓形成发生在继发癌症诊断前的 12 个月内（22/75；29.3%）。病例组动脉血栓形成频率更高（6.2% 与 3.7%；$P = 0.015$），两组静脉血栓形成没有显著差异。

在有血栓形成的患者中，病例组与对照组在羟基脲治疗期间动脉或静脉血栓的发生率没有差异。另外，在没有羟基脲治疗的情况下，病例组动脉血栓形成的比例高于对照组（1.5% 与 0.4%；$P = 0.008$）。在血栓形成事件中，125 例（71.4%）为新发事件，50 例（28.6%）为先前血栓复发。与随访期间无血栓形成的患者相比，复发性血栓形成的患者发生继发癌症的风险更高（OR = 2.13；95% CI：1.19~3.81；$P = 0.011$）。

尽管随时间推移，病例组和对照组之间静脉血栓累积发生率相似（$P = 0.864$），但继发癌症患者动脉血栓的累积发生率较高（$P = 0.006$）。多变量模型证实，随访期间动脉血栓形成是继发性癌症的独立预测因子（OR = 1.97；95% CI：1.14~3.41；$P = 0.015$）。心血管危险因素或 JAK2 突变状态对继发性癌症的发生风险没有影响。

该研究揭示了 MPN 患者的动脉血栓形成与继发癌症的相关性，建议在随访期间对伴有动脉血栓形成的 MPN 患者进行早期临床诊断。

研究设计解读

本研究采用的流行病学方法为病例-对照研究设计。在本研究中，病例组为患有继发癌症的 MPN 患者，对照组为无继发癌症的 MPN 患者。通过事后回顾性数据分析，探索动脉和静脉血栓是否可以预测继发癌症的发生。病例-对照研究以当前确诊的患有某特定疾病的一组患者作为病例组，以不患该病但具有可比性的一组个体作为对照组，通过询问、实验室检查或复查病史，搜集研究对象既往各种可能的危险因素暴露史，测量并比较病例组与对照组中各种因素的暴露比例，经统计学检验，若两组差别有统计学意义，则可认为因素与疾病之间存在统计学关联。病例－对照研究是一种回顾性的、由结果探索病因的研究方法。是在疾病发生之后去追溯假定的病因因素的方法，其时序关系见图4-1-1。

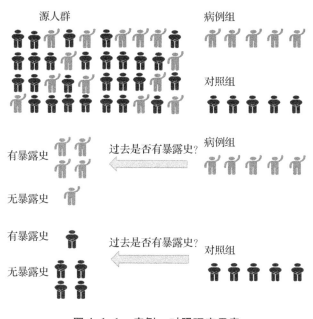

图4-1-1 病例－对照研究示意

病例－对照研究的重点是如何科学合理的选择病例和对照，以及选择恰当的匹配策略。一般而言，病例与对照的基本来源有两个。一是医院的现患者或医院和门诊病案及出院记录记载过的既往患者，这种设计称为以医院为基础的病例－对照研究。另一个来源是社区的监测资料或普查、抽样调查的人群资料，这种设计被称为以社区为基础的病例－对照研究或以人群为基础的病例－对照研究。本研究从 European Leukemia-Net 中心进行患者招募，因此属于以医院为基础的病例－对照研究。

病例选择的重点是明确诊断标准和获得符合标准的患者。在研究之前需要对待研究疾病做出明确定义且说明病例的其他特征（如性别、年龄及民族等）。对照的选择往往比病例的选择更复杂、更困难。对照的选择应该满足以下四个原则：①排除选择偏倚；②缩小信息偏倚；③缩小不清楚或不能很好测量的变量引起的残余混杂；④在满足真实性要求和逻辑限制的前提下使统计把握度达到最大。匹配是病例－对照研究中为了提高研究效率、控制混杂因素所采取的一种策略，目的是为了让对照组在某些因素或特征上与病例保持一致，两组比较时排除匹配因素的干扰。在本研究中，研究人员以中心、性别、MPN 诊断时的年龄、MPN 诊断日期和 MPN 疾病持续时间进行匹配，这样可以保证两组人群的这些特征分布一致，在分析比较两组资料时，可避免上述组间因素差异对 MPN 继发癌症与血栓之间关系产生的影响。

匹配策略可分为：病例与对照不匹配、频数匹配、个体匹配。病例与对照不匹配是指在设计规定的病例和对照人群中，分别抽取一定量的研究对象，一般对照数目等于或多于病例人数，此外没有其他任何限制与规定。频数匹配是指要求对照组匹配因素的构成与病例组保持一致，因此需要事先知道病例组中待匹配因素的分布情况。如病例组中男、女分别占50%，那么对照组中也应该保持一样的比例。个体匹配是以病例和对照个体为单位进行匹配。匹配一方面提高了研究效率，同时也增加了选择对照的难度，且一旦对某个因素做了匹配就意味着此次研究不能再研究该因素与疾病的关系。本研究采用的匹配策略是个体匹配，匹配因素包括中心、性别、MPN诊断时的年龄、MPN诊断日期和MPN疾病持续时间，由于这些因素在病例组和对照组中的分布相同，因此即便这些因素本身与继发癌症的发生有关，也不可能通过此次分析得以验证。此外，在匹配时应当避免匹配过头。所谓匹配过头是指把不必要的项目作为匹配因素，企图使病例与对照尽量一致，这可能会增加工作难度、丢失信息。为了避免匹配过头需要注意如下两点：①疾病因果链上的中间变量不应匹配；②只与可疑病因有关而与疾病无关的因素不应匹配。最后，对于个体匹配，每个病例匹配的对照数不宜超过4个，因为随着匹配对照数目的增加，工作量也相应增加，但研究效率却提高甚微。

对于采用匹配的病例－对照研究，应选择条件Logistic回归进行多因素分析，为了方便对比，该方法会在下一个案例中与非条件Logistic回归一同阐述。

案例：肯尼亚儿童镰状细胞贫血与菌血症关联性的病例－对照研究

一、背景与研究目的

细菌感染是镰状细胞贫血儿童死亡的主要原因。病原微生物包括肺炎链球菌、流感嗜血杆菌和非伤寒沙门氏菌。发达国家由于青霉素预防和疫苗免疫，使镰状细胞贫血患者的预后得到了显著改善，故目前80%以上的镰状细胞贫血患儿来自非洲。现有数据表明，非洲镰状细胞贫血患者中引起侵袭性细菌性疾病的微生物种类可能与其他一些国家的常见种类有所不同，因此需要进一步研究以制订相应的对策。

因为非洲镰状细胞贫血的诊断往往滞后，这对许多的相关研究造成了潜在的偏倚。尽管基于新生儿筛查计划的队列研究可以解决此问题，但此类计划既昂贵又耗时，且医学随访可能会改变疾病的自然病史。该研究没有在镰状细胞贫血患者中直接寻找细菌感染，而是筛查因细菌血症入院的患者是否存在镰状细胞贫血。这种方法可以无偏倚地描述镰状细胞贫血患儿的严重细菌感染，并与未患镰状细胞贫血的患儿进行比较。该研究对镰状细胞贫血患儿一般和特定细菌性病原体的菌血症风险进行了量化。最后，该研究根据菌血症发生数、源人群大小以及该疾病在对照组中的患病率，估计该研究人群中镰状细胞贫血儿童细菌血症的发生率。

二、研究方案

1. 病例和对照

自 1998 年 8 月 1 日起，所有 Kilifi District 医院（下文简称 KDH）的儿童均进行了血培养检查，入院时还系统地记录了常规临床和实验室数据。该研究纳入了 1998 年 8 月 1 日至 2008 年 3 月 31 日 Kilifi Epi-DSS 辖区内年龄小于 14 岁的菌血症患者，将上述患者定义为病例组。在这项病例 – 对照研究中，选择了两个独立的对照组。对照组 1 是 1998 年 9 月 1 日至 2005 年 11 月 30 日 Kilifi Epi-DSS 辖区内几项研究的儿童随机样本；对照组 2 是 2006 年 5 月 1 日至 2008 年 4 月 30 日在 Kilifi Epi-DSS 辖区内连续出生的患儿。对照组 1 在年龄、性别和民族方面具有代表性，但在居住地地理区域方面的代表性与对照组 2 相比较差。因为早期镰状细胞贫血相关的高死亡率在各年龄儿童中差异显著，故认为年龄是重要的混杂因素。因此，该研究对对照组 1 进行了主要分析，并对年龄、性别和种族进行了调整，并使用对照组 2 来检查归因于地理住所变化的残留混杂因素。该研究获得了所有病例和对照的父母的知情同意，并得到肯尼亚医学研究所/国家伦理审查委员会的批准。

2. 统计学分析

该研究通过使用 Student's t 检验比较了正态分布的连续数据平均值，并通过 Kruskal-Wallis 检验比较了非正态分布数据中位数。该研究通过单变量和多变量 Logistic 回归分析分别计算了病例组和对照组的镰状细胞贫血的优势比（OR），并调整了性别、民族、语言。根据居住地或年龄进行分层分析。该研究计算了研究中期的镰状细胞贫血儿童中细菌血症的发生率以及对照组 1 中该疾病的年龄特定患病率。

三、主要结果与结论

在研究期间，收集到 38 441 名 14 岁以下儿童中血液培养物，从 2157 例（6%）病例中培养出重要的细菌病原体，1749 例（87%）成功进行了基因分型。在这些儿童中，有 108 名（6%）属唯一形式的镰状细胞贫血。

表 4-1-1 显示按镰状细胞贫血状况分层的菌血症患者的细菌分离物。在感染不同病原体的患者中，镰状细胞贫血的比例差异显著（$P = 0.001$），感染 B 型流感嗜血杆菌、非伤寒沙门氏菌和肺炎链球菌的比例最高。镰刀菌性贫血患儿的分离株中有 5 种常见微生物，包括肺炎链球菌、非伤寒沙门氏菌、B 型流感嗜血杆菌、不动杆菌和大肠杆菌。在入院前已知患有镰状细胞贫血的 28 位患者中，从 10 例（36%）分离出肺炎链球菌，从 7 例（25%）分离出非伤寒沙门氏菌，从 3 例（11%）分离出 B 型流感嗜血杆菌。

对照组 1 中镰状细胞贫血患儿比例为 0.3%（13/4741）；0 ~ 11 个月的儿童为

1.0%，12~23个月的儿童为0.4%，2~13岁的儿童为0.1%。对照组2的比例为0.9%（76/8751）。

表4-1-1　按镰状细胞贫血状况分层的菌血症患者的细菌分离物

	无镰状细胞贫血儿童分离株	镰状细胞贫血患儿分离株	镰状细胞贫血患儿比例
革兰氏阳性			
链球菌	425（25.9%）	44（40.7%）	10.4%
金黄色葡萄球菌	173（10.5%）	6（5.6%）	3.5%
A族链球菌	82（5.0%）	0	0
B族链球菌	35（2.1%）	1（0.9%）	2.9%
其他革兰氏阳性生物	82（5.0%）	4（3.7%）	4.9%
革兰氏阴性			
非伤寒沙门氏菌	192（11.7%）	19（17.6%）	9.9%
乙型流感嗜血杆菌	100（6.1%）	13（12.0%）	13.0%
其他流感嗜血杆菌	27（1.6%）	2（1.9%）	7.4%
大肠杆菌	138（8.4%）	7（6.5%）	5.1%
不动杆菌属	136（8.3%）	7（6.5%）	5.1%
假单胞菌种	81（4.9%）	0	0
克雷伯菌属	57（3.5%）	1（0.9%）	1.8%
其他革兰氏阴性生物	113（6.9%）	4（3.7%）	3.5%
总体	1641（100.0%）	108（100.0%）	6.6%

校正年龄后与对照组1相比，患有菌血症的镰状细胞贫血患者OR为26.3（95% CI：14.5~47.6；$P<0.0001$）（表4-1-2）。最强的关联是肺炎链球菌、非伤寒沙门氏菌、B型流感嗜血杆菌、不动杆菌属和大肠杆菌。性别、居住地区和种族出身的调整与分析没有显著差异。

表4-1-2　菌血症儿童与对照组相比患镰状细胞贫血的优势比（OR）

	全年龄段	0~11个月	12~23个月	≥24个月
总体	26.3 (14.5~47.6)	3.9 (1.8~8.6)	24.0 (3.2~177.7)	82.0 (29.5~228.0)

续表

	全年龄段	0～11个月	12～23个月	≥24个月
革兰氏阳性				
肺炎链球菌	33.0 (17.4～62.8)	6.9 (2.7～18)	44.0 (5.7～341.4)	91.4 (30.9～269.8)
金黄色葡萄球菌	6.3 (2.3～17.4)	6.7 (2.1～21)	11.7 (0.7～193.1)	0
B型链球菌	2.9 (0.4～24.0)	2.9 (0.4～24)	0	0
其他革兰氏阳性生物	8.8 (2.5～30.6)	1.7 (0.2～14)	0	196.7 (40.3～961.3)
革兰氏阴性				
非伤寒沙门氏菌	35.5 (16.4～76.8)	3.5 (0.9～13)	16.2 (1.7～158.9)	213.2 (67.4～674.0)
B型流感嗜血杆菌	28.1 (12.0～65.9)	11.4 (3.8～34)	66.1 (7.0～624.3)	86.1 (18.5～400.3)
其他感染嗜血杆菌	14.8 (3.0～72.2)	0	140.5 (6.3～3122.5)	83.5 (8.6～807.8)
大肠杆菌	8.6 (3.1～23.4)	5.2 (1.5～18)	17.0 (1.5～192.9)	30.6 (3.3～282.0)
不动杆菌属	12.6 (4.6～34.1)	3.3 (0.7～16)	0	97.7 (25.4～375.3)
克雷伯菌属	2.4 (0.3～19.6)	0	46.8 (2.6～840.5)	0
其他革兰氏阴性生物‡	7.5 (2.2～25.4)	0	21.6 (1.3～365.2)	81.0 (17.5～375.9)

表4-1-3显示了按年龄组分层的每100人年观察到的菌血症住院率与发病率。与没有镰状细胞贫血的儿童相比，患有这种疾病的儿童在婴儿期后菌血症的发生率更高。

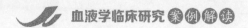

表4-1-3　按年龄组分层的每100人年观察到的菌血症住院率与发病率

	事件	观察到的人年	发病率（95% CI）
未患菌血症的儿童			
所有类型的细菌			
0～11个月	787	80 622	0.98（0.91～1.05）
12～23个月	305	78 113	0.39（0.35～0.44）
2～13岁	549	836 221	0.07（0.06～0.07）
0～13岁	1641	994 956	0.17（0.16～0.17）
患菌血症的儿童			
所有类型的细菌			
0～11个月	32	833	3.84（2.63～5.42）
12～23个月	27	278	9.71（6.40～14.13）
2～13岁	49	911	5.38（3.97～7.11）
0～13岁	108	2022	5.34（4.38～6.44）
肺炎链球菌			
0～11个月	10	833	1.20（0.58～2.20）
12～23个月	14	278	5.04（2.75～8.45）
2～13岁	20	911	2.20（1.34～3.39）
0～13岁	44	2022	2.18（1.58～2.92）
非伤寒沙门氏菌			
0～11个月	3	833	0.36（0.07～1.05）
12～23个月	3	278	1.08（0.22～3.15）
2～13岁	13	911	1.43（0.76～2.44）
0～13岁	32	2022	1.58（1.08～2.23）
B型流感嗜血杆菌			
0～11个月	6	833	0.72（0.26～1.57）
12～23个月	4	278	1.44（0.39～3.68）
2～13岁	3	911	0.33（0.07～0.96）
0～13岁	13	2022	0.64（0.34～1.10）

　　在患有肺炎链球菌菌血症的患者中，该研究发现有或没有镰状细胞贫血的儿童的血清型分布没有显著差异。为了研究B型流感嗜血杆菌疫苗对镰状细胞贫血与B型流感

嗜血杆菌菌血症关联的影响，按时间分为三个时间段，分别为 2001 年 11 月 1 日之前、2001 年 11 月 1 日至 2002 年 10 月 31 日，以及在 2002 年 10 月 31 日之后将 B 型流感嗜血杆菌疫苗纳入免疫计划。在纳入免疫计划之前、之后和期间分别发现 88 例、21 例和 37 例 B 型流感嗜血杆菌菌血症，镰状细胞贫血的比例分别稳定在 12% 、12% 和 10% 。

在 108 名患有镰状细胞贫血的菌血症患者中，有 20 名（19% ）被诊断为脑膜炎；在没有镰状细胞性贫血的 1641 名儿童中，有 212 名（13% ）被诊断为脑膜炎。在这些患有镰状细胞贫血的儿童中，11 例分离出肺炎链球菌，8 例分离出 B 型流感嗜血杆菌，1 例分离出大肠杆菌。在所有从脑脊液中分离出生物体的脑膜炎病例中，血液和脑脊液中分离出的细菌都是一致的。在 4 名患有镰状细胞贫血的菌血症患者中诊断出骨髓炎。

在患有镰状细胞贫血的非洲儿童中，引起菌血症的微生物与发达国家的相同。在非洲国家的儿童免疫接种计划中引入针对肺炎链球菌和 H 流感的结合疫苗，可能会极大地改善镰状细胞贫血儿童的生存状态。

研究设计解读

这是一项研究肯尼亚镰状细胞贫血的病例 - 对照研究。病例组为 1998 年 8 月 1 日到 2008 年 3 月 31 日进入 KDH 医院的年龄小于 14 岁的菌血症患儿。本研究选择了两组对照人群，一组是 1998 年 9 月 1 日到 2005 年 11 月 30 日在同一地区开展的几项研究中随机抽样的儿童；另一组对照是 2006 年 5 月 1 日到 2008 年 4 月 30 日在该地区出生的儿童。病例组和对照组都进行了镰状细胞贫血检测。

前已述及，对照的选择是病例 - 对照研究的重点和难点。对照最好是产生病例的源人群的无偏样本，或是产生病例的人群中的全体未患该病者的一个随机样本，而未患该病的状态也是经过相同诊断标准确认的。在实际工作中，对照来源主要有：①同一个或多个医疗机构中诊断的其他病例；②病例的邻居或所在同一居委会、住宅区内的健康人或非该病患者；③社会团体人群中的非该病患者或健康人；④社区人口中的非该病患者或健康人；⑤病例的配偶、同胞、亲戚、同学或同事等。不同来源的对照要解决的问题不同，而且各自有其局限性。如在匹配设计的病例 - 对照研究中，邻居对照可能有助于控制社会经济地位等混杂因素；同胞对照有助于控制早期环境影响和遗传因素的混杂作用；配偶对照则主要考虑控制环境因素的影响。尽管本研究在选择对照时没有采取匹配的策略，但仍然是选择阐述对照的良好例证，对照组 1 在年龄、性别和民族方面具有代表性，但在居住地理区域方面的代表性与对照组 2 相比较差。但正如文章中提到，年龄是一个重要的混杂因素，因为与早期镰状细胞贫血相关的高死亡率在各年龄儿童中差异显著。因此，该研究对对照组 1 进行了主要分析，并对年龄、性别和种族进行了调整，还使用对照组 2 来检查归因于地理住所变化的残留混杂因素。此外，根据对照的来源，将其分为以社区为基础和以医院为基础的病例－对照研究。其相对优点见表4-1-4。

表4-1-4 以社区为基础的和以医院为基础的病例－对照研究的相对优点

以社区为基础的病例－对照研究	以医院为基础的病例－对照研究
（1）可以很好的确定源人群	（1）研究对象的可及好
（2）容易保证病例和对照来自同一源人群	（2）研究对象更易合作
（3）对照的暴露史更可能反应病例源人群的暴露情况	（3）比较容易从医疗和生物样本收集暴露信息

病例－对照研究在做多因素分析时，经常会用到 Logistic 回归来调整协变量，以探究暴露与结局之间更加真实的关系。Logistic 回归是处理因变量为二分类结局的一种多因素分析方法，根据研究设计的不同又分为非条件 Logistic 回归和条件 Logistic 回归。在本研究中使用的是非条件 Logistic 回归，而在上一个研究案例中，由于使用了配对的策略，因此使用的是条件 Logistic 回归。在此对其原理进行简要阐述如下。

首先阐述非条件 Logistic 回归，该方法适用于非配对设计的病例－对照研究。记研究中发病的概率为 P，是相应总体概率 π 的估计值。由于因变量是二分类变量，首先对 π 进行数据转换：$\mathrm{logit}(\pi)=\ln\left(\dfrac{\pi}{1-\pi}\right)=\ln(Odds)$，这个变换将取值在 $0\sim1$ 的 π 值转化为值域在 $(-\infty,+\infty)$ 的 $\mathrm{logit}(\pi)$ 值，然后建立 $\mathrm{logit}(\pi)$ 与自变量的线性模型。即 $\mathrm{logit}(\pi)=\beta_0+\beta_1X_1+\cdots+\beta_PX_P$，那么对于某个因素 X_j 而言，其 $OR=e^{\beta_j}$。且某个个体 $Y=1$ 概率为 $\pi=\dfrac{e^{\beta_0+\beta_1X_1+\cdots+\beta_PX_P}}{1+e^{\beta_0+\beta_1X_1+\cdots+\beta_PX_P}}$。当因变量为 $Y=1$ 表示患病或死亡之类"坏事"时，若自变量 X_j 的回归系数 $\beta_j>0$，对应地，$OR>1$，表明 X_j 对应的变量为危险因素。如本研究中表2提及到与对照组1相比，患有菌血症的镰状细胞贫血患者的年龄校正后的 OR 为 26.3（95% CI：14.5～47.6，$P<0.0001$），这意味着镰状细胞贫血患者出现菌血症的风险是非镰状细胞贫血人群的 26.3 倍。相反，若自变量 X_j 的回归系数 $\beta_j<0$，对应地，$OR<1$，表明 X_j 对应的变量为危险因素。若自变量 X_j 的回归系数 $\beta_j=0$，对应地，$OR=1$，表明 X_j 对应的变量对结局不起作用。当然，在做具体分析时，不仅要关注 OR 本身这个点估计，更要关注其区间估计以及对应的 P 值是否显著。

条件 Logistic 回归适用于采用了匹配策略的病例－对照研究，该方法与非条件 Logistic 回归在数学原理上略有不同。现在以 1∶1 匹配设计为例进行阐述，假设只有 1 个暴露因素 X，其数据一般形式见表4-1-5。

表 4-1-5 1：1 配对设计数据一般形式

配对号	病例		对照	
	X	Y	X	Y
1	X_{11}	1	X_{10}	0
2	X_{21}	1	X_{20}	0
…	…	…	…	…
n	X_{n1}	1	X_{n0}	0

所谓"条件"是指条件概率，即指在任意一个匹配的对子中，必然有一个人是患者，那么在此条件下，恰恰是第一个人的概率即为条件概率。在任意一个对子中，病例患病的概率和未患病的概率分别为：

$$\pi_1 = \frac{e^{\beta_0 + \beta_1 X_1}}{1 + e^{\beta_0 + \beta_1 X_1}} \quad 和 \quad 1 - \pi_1 = \frac{1}{1 + e^{\beta_0 + \beta_1 X_1}}$$

对照患病的概率和未患病的概率分别为：

$$\pi_0 = \frac{e^{\beta_0 + \beta_1 X_0}}{1 + e^{\beta_0 + \beta_1 X_0}} \quad 和 \quad 1 - \pi_0 = \frac{1}{1 + e^{\beta_0 + \beta_1 X_0}}$$

那么 P（病例患病 | 匹配对子中有一个人患病）$= \dfrac{\pi_1(1 - \pi_0)}{\pi_1(1 - \pi_0) + \pi_0(1 - \pi_1)}$

$$= \frac{1}{1 + e^{-\beta(X_1 - X_0)}}$$

由于上式左端为条件概率，相应的 Logistic 回归成为条件 Logistic 回归。细心的读者可以发现，该公式与非条件 Logistic 回归的公式有两点不同：第一，与回归系数相乘的是病例与对照相应变量的差，即 $X_1 - X_0$；第二，表达式中不包含常数项 β_0。除了数学原理的不同外，二者在实际应用中也有一些差别，这取决于具体的临床使用场景。非条件 Logistic 回归的重要应用之一是预测和判别。对于队列研究和现况调查研究，如果通过假设检验，确定所建立的回归方程能很好地解释变量间的关系，且结果具有较好的拟合优度，则给定自变量数值时，可以通过非条件 Logistic 回归方程计算出相应的概率预测值，从而对个体的结局类别做出概率性的判断。对于病例 - 对照研究，虽然也可利用非条件 Logistic 回归建立概率模型，但是，需要对常数项校正方能用于预测和判别；对于条件 Logistic 回归，由于回归模型不能估计常数项 β_0，其结果只能帮助分析变量的效应，不能用于预测与判别。

第二节　巢式病例 - 对照研究

巢式病例 - 对照研究是基于队列研究衍生出的新研究方式，在前瞻性队列研究中，早期不能获得足够的结局数用以评估暴露与结局之间的关联，因此可以将队列中已经发生结局事件的全体研究对象（新发病例）提取出来作为病例组，再在队列中找到一组未发生结局事件的人作为对照组与病例组进行匹配，这样既保证了病例组与对照组的同源性，也能初步探索暴露与结局的关联。

案例：线粒体 DNA 拷贝数与 B 细胞淋巴瘤发生风险的巢式病例 - 对照研究

一、背景与研究目的

现已证实，作为线粒体功能障碍代偿机制的线粒体 DNA（mtDNA）拷贝数增加与 B 细胞淋巴瘤和慢性淋巴细胞白血病（CLL）有关。然而，当前的证据数量仍然有限且多数是小样本研究。最近的一项前瞻性研究也表明外周血 mtDNA 拷贝数水平上升会增加 B-NHL、肺癌、胰腺癌、结直肠癌的发生风险，但该研究的样本量仅为 34 例。因此，本次研究的目的是在大样本 B-NHL 患者和 CLL 患者中验证 mtDNA 功能损伤对 B-NHL 和 CLL 发生的影响。

二、研究方案

1. 研究设计

为研究 mtDNA 与霍奇金淋巴瘤（HL）、T-NHL、B-NHL 及组织亚型的关联，该研究对欧洲癌症与营养前瞻性调查（EPIC）中的参与者开展巢式病例 - 对照研究。

2. 研究对象

EPIC 在 1992—2000 年共招募了来自丹麦、法国、德国、希腊、意大利、荷兰、西班牙、瑞典和英国的 520 000 名研究对象，年龄大多集中在 35 ~ 70 岁。在签署知情同意后，采用问卷调查的形式收集研究对象的饮食、生活习惯和个人医疗史等情况；另外，研究对象还需提供血液样本。

3. 研究流程

德国和希腊参与者的生存情况是通过主动随访和核查市政人口登记来确定的，其他国家则是通过区域/国家死亡登记记录确定的。癌症发病率是通过与区域癌症登记处的记录链接，或者通过以下方式来采集：医疗保险记录、联系病理登记处、主动随访患者或者其亲属等。淋巴肿瘤患者首先是通过 ICD-O-2 分类，但后来应用第三版的 WHO 血液学和淋巴组织肿瘤分类进行重新分类。

4. 对照的选择

为每一例淋巴瘤患者随机匹配一名队列当中存活且未罹患癌症的对照，匹配条件为同中心、同性别、招募日期（±1 年）、招募时年龄（±3 岁）。截至 2008 年 8 月 1 日，共计 483 名淋巴瘤患者纳入研究，血样缺失（1 个病例和 10 个对照）的研究对象被剔除，因此本研究共纳入 472 对"病例 - 对照"。

5. 样本量估算

没有明确的样本量计算过程。

6. 主要统计方法

病例和对照的基线特征分布用配对 t 检验（连续变量）或卡方检验（分类变量）比较。OR 及 95% CI 置信区间用条件 Logistic 回归模型计算。根据对照组的四分位数将 mtDNA 拷贝数进行分类并进行模型拟合，吸烟状况、体育锻炼、教育水平、BMI 及招募时酒精摄入量作为潜在混杂因素。

三、主要结果与结论

1. 基线特征

基线特征见表 4-2-1，患者入组（即血样采集）到确诊淋巴瘤的中位时间为 4.6 年（范围：0.02 ~ 14.3 年）。

表 4-2-1　淋巴瘤病例和匹配的对照的一般特征

	病例组（$n=469$）	对照组（$n=469$）	P^*
性别			
男性，n（%）	231（49.3%）	231（49.3%）	
女性，n（%）	238（50.7%）	238（50.7%）	
招募时年龄†	56.6（8.8）	56.6（8.8）	0.55
BMI	26.9（4.4）	26.6（4.2）	0.26
招募时饮酒†	13.7（18.6）	13.3（19.5）	0.78
吸烟状态			0.31

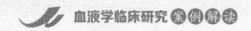

续表

	病例组（$n=469$）	对照组（$n=469$）	P^*
从不抽烟	42.1%	43.7%	
既往吸烟	37.1%	32.5%	
正在吸烟	20.8%	23.8%	
体育锻炼			0.63
不活跃	26.4%	28.6%	
中等不活跃	31.1%	27.7%	
中等活跃	19.0%	21.1%	
活跃	18.3%	18.8%	
不明	5.1%	3.8%	
教育			0.40
无	8.1%	6.9%	
小学	35.9%	34.3%	
职业学校	23.4%	22.8%	
中学	9.9%	14.5%	
更高教育（包括大学）	19.5%	18.9%	
未标明	3.3%	2.6%	
淋巴瘤类型，n（%）			
HL	31（6.6%）		
B-NHL	418（89.1%）		
DLBCL	60（14.5%）		
FL	75（18.1%）		
CLL	102（24.6%）		
MM	109（26.3%）		
其他	72（17.2%）		
T-NHL	20（4.3%）		
mtDNA 拷贝数‡	35.7（23.9）	30.6（10.0）	0.000 1

*连续变量使用配对 t 检验，分类变量使用卡方检验；†均值（标准差）；‡mtDNA 的拷贝数（每个二倍体基因）均值（标准差）。

2. 结果

B-NHL 发生风险随 mtDNA 拷贝数增加而显著增加（$P=0.04$）（表 4-2-2）。但在调整混杂变量后，该结果并未达到显著的统计意义。B-NHL 亚型的异质性显著（$P=$

0.03），B-NHL 亚型分析中发现，mtDNA 拷贝数增加与 CLL 关联最为显著（Q2～Q4 的 OR 分别为 1.34、1.44 和 1.80；$P=0.002$）（表 4-2-2）。多名义回归分析与 Logistic 回归分析一致，mtDNA 拷贝数仅对 CLL 发生有显著影响（Q2～Q4 的 OR 分别为 1.56、2.12 和 4.45；$P=0.001$）。不含 CLL 的模型显示 B-NHL 与 mtDNA 拷贝数之间没有关联；mtDNA 与 HL 和 T-NHL 之间存在关联。

表 4-2-2　B-NHL 及主要亚型 mtDNA 拷贝数的 OR 及 95% CI

	Logistic 回归*			
	Q1 (6.7～23.6)	Q2 (23.7～29.4)	Q3 (29.5～36.2)	Q4 (36.3～294.7)
B-NHL				
n（病例/对照）	112/107	77/105	85/104	144/102
未调整 OR（95% CI）	Ref.	0.66 (0.43～1.02)	0.81 (0.53～1.24)	1.36 (0.91～2.04)
调整 OR（95% CI）	Ref.	0.63 (0.40～0.99)	0.79 (0.50～1.24)	1.24 (0.81～1.92)
B-NHL（无 MM）				
n（病例/对照）	82/84	55/72	61/81	111/72
未调整 OR（95% CI）	Ref.	0.76 (0.46～1.25)	0.79 (0.49～1.29)	1.59 (1.01～2.50)
调整 OR（95% CI）	Ref.	0.73 (0.43～1.22)	0.79 (0.47～1.35)	1.53 (0.93～2.52)
DLBCL				
n（病例/对照）	21/117	12/117	6/118	21/117
未调整 OR（95% CI）	Ref.	0.61 (0.30～1.24)	0.32 (0.13～0.79)	1.00 (0.55～1.83)
调整 OR（95% CI）	Ref.	0.68 (0.32～1.48)	0.22 (0.07～0.66)	1.08 (0.54～2.14)
FL				
n（病例/对照）	23/117	13/117	15/118	24/117
未调整 OR（95% CI）	Ref.	0.61 (0.31～1.20)	0.69 (0.36～1.32)	1.04 (0.59～1.84)

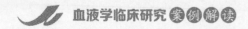
	Logistic 回归*			
	Q1 (6.7~23.6)	Q2 (23.7~29.4)	Q3 (29.5~36.2)	Q4 (36.3~294.7)
调整 OR (95% CI)	Ref.	0.55 (0.27~1.12)	0.63 (0.32~1.25)	0.94 (0.50~1.78)
CLL				
n (病例/对照)	14/117	20/117	21/118	47/117
未调整 OR (95% CI)	Ref.	1.37 (0.69~2.70)	1.41 (0.72~2.78)	2.68 (1.48~4.87)
调整 OR (95% CI)	Ref.	1.34 (0.66~2.70)	1.44 (0.72~2.89)	1.80 (1.48~5.28)
MM				
n (病例/对照)	23/117	22/117	24/118	33/117
未调整 OR (95% CI)	Ref.	0.78 (0.45~1.34)	0.83 (0.48~1.42)	1.08 (0.66~1.77)
调整 OR (95% CI)	Ref.	0.80 (0.44~1.44)	0.92 (0.52~1.63)	1.15 (0.66~2.02)
其他 B-NHL				
n (病例/对照)	24/117	10/117	19/118	19/117
未调整 OR (95% CI)	Ref.	0.39 (0.17~0.87)	0.84 (0.46~1.55)	0.85 (0.46~1.56)
调整 OR (95% CI)	Ref.	0.41 (0.18~0.95)	0.92 (0.48~1.76)	1.00 (0.51~1.95)

　　mtDNA 拷贝数（每二倍体基因）基于对照组的分布被分为四分位数；P trend 是将四分位数的数值作为连续变量带入模型计算的 P 值（双侧）；Ref. 是指 Q1 为对照组。* 对于 B-NHL 使用条件 Logistic 回归调整了吸烟状态、教育水平，对于亚型分析，使用非条件 Logistic 回归调整招募时年龄、性别、国家、吸烟状态、教育水平和血小板水平。

　　为了明确关联是否是因尚未确诊或亚临床 CLL 病例 mtDNA 拷贝数上升所致，研究者按中位随访时间进行分层分析。结果表明在血液采集后少于 4.6 年的确诊病例中，mtDNA 拷贝数显著增加；在血液采集后大于 4.6 年的患者中仍保持显著且同等大小（Q2~Q4 的 OR 分别为 1.40、1.43 和 2.39；$P=0.05$）（表 4-2-3）。在 B-NHL（$P=0.21$）和 CLL 病例（$P=0.78$）中，mtDNA 拷贝数与随访时间之间未发现关联。根据 CLL 亚型诊断时的中位年龄（62 岁）分层分析，结果显示两组 mtDNA 拷贝数水平升高时，CLL 的风险增加。

表 4-2-3　B-NHL 及 CLL 亚型 mtDNA 拷贝数的 OR 及 95% CI（依据随访时间）

	Logistic 回归			
	Q1 (6.7~23.6)	Q2 (23.7~29.4)	Q3 (29.5~36.2)	Q4 (36.3~294.7)
B-NHL*				
随访≤4.6年				
n（病例/对照）	48/50	43/56	38/47	77/53
调整 OR（95% CI）	Ref.	0.81 (0.40~1.62)	0.87 (0.42~1.80)	1.34 (0.71~2.55)
随访>4.6年				
n（病例/对照）	64/57	34/49	47/57	67/49
调整 OR（95% CI）	Ref.	0.52 (0.28~0.96)	0.75 (0.41~1.36)	1.16 (0.62~2.16)
B-NHL（无 MM）*				
随访≤4.6年				
n（病例/对照）	32/38	28/37	26/33	58/36
调整 OR（95% CI）	Ref.	1.00 (0.44~2.27)	1.25 (0.50~3.11)	2.09 (0.97~4.51)
随访>4.6年				
n（病例/对照）	50/46	27/35	35/48	53/36
调整 OR（95% CI）	Ref.	0.63 (0.31~1.27)	0.60 (0.30~1.18)	1.31 (0.65~2.62)
CLL†				
随访≤4.6年				
n（病例/对照）	6/117	8/117	8/118	26/117
调整 OR（95% CI）	Ref.	1.24 (0.41~3.68)	1.46 (0.49~4.35)	3.70 (1.44~9.52)
随访>4.6年				
n（病例/对照）	8/117	12/117	13/118	21/117
调整 OR（95% CI）	Ref.	1.40 (0.56~3.52)	1.43 (0.58~3.54)	2.39 (0.99~5.78)

　　四分位数（Q）数量（最小值~最大值）；P trend 是将四分位数的数值作为连续变量带入模型计算的 P 值（双侧），Ref. 是指 Q1 为对照组。* 条件 Logistic 调整了吸烟状态和教育水平；† 使用非条件 Logistic 回归调整招募时年龄、性别、吸烟状态、教育水平和血小板数量。

3. 主要结论

本研究证实了 mtDNA 拷贝数与 CLL 风险上升密切相关。

研究设计解读

本研究采用的是巢式病例 - 对照研究。该方法由国外流行病学家 Mantel 在 1973 年提出，并在 1982 年正式命名为巢式病例 - 对照研究。这是将传统的病例 - 对照研究和队列研究的一些要素进行组合后形成的一种研究方法，也就是在一个事先确定好的队列的基础上，应用病例 - 对照研究的设计思路进行研究分析。巢式病例 - 对照研究的设计原理：设计一项队列研究，制订随访时间，收集队列中每个成员的有关资料、信息及生物标本。通过不断随访将该队列内相继发生目标疾病的研究对象组成病例组，并在同一队列中为每个病例选取一定数量的研究对象（在对应的病例发病时尚未发生相同疾病的人）作为对照组，病例组与对照组可以按照年龄、性别、社会阶层等因素进行匹配。然后分别提取病例组和对照组的资料及生物样本进行检查、整理，最后按照病例 - 对照研究的分析方法进行资料的统计分析和推论（图 4-2-1）。在本研究中，研究者从 EPIC 队列中的 520 000 位人群中选取了 469 位淋巴瘤患者作为研究对象，并为每一例淋巴瘤患者随机匹配一名在队列当中存活且未罹患癌症的对照，匹配条件为同中心、同性别、招募日期（±1 年）、招募时年龄（±3 岁）。以此来探讨 mtDNA 与淋巴瘤及其亚型之间的关系。

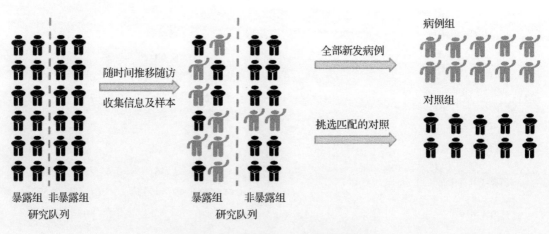

图 4-2-1 巢式病例 - 对照研究示意

巢式病例 - 对照研究与常规病例 - 对照研究相比，主要优势在于：①病例组与对照组的同源性。病例组中的研究对象与对照组中的研究对象来自同一队列（源人群），因此减少了选择偏倚，保证了病例组与对照组的可比性。②暴露因素采集准确。巢式病例 - 对照中的暴露资料是在队列研究开始时（基线调查）或者随访过程中获得的，可以明确暴露资料的收集先于疾病诊断，符合因果推断的时间顺序。并且，病例是在队列随访过程中发生的，这样可以有效避免回忆偏倚。③队列研究与病例–对照研究相结合。巢式病例–对照研究兼有队列研究和病例–对照研究的优点，统计效率和检验效率较高，能够计算疾病的发生频率。④罕见病适用性。对于发病数较少的疾病，可以利用有限的病例和对照的生物样本，进一步做深入复杂的分析，如多组学分析等。比起对所队列中的个体做分析，能够更有效地利用资源。

参考文献

［1］ HOSNIJEH F S，LAN Q，ROTHMAN N，et al. Mitochondrial DNA copy number and future risk of B-cell lymphoma in a nested case-control study in the prospective EPIC cohort［J］. Blood. 2014；124（4）：530 – 535.

［2］ DE STEFANO V，GHIRARDI A，MASCIULLI A，et al. Arterial thrombosis in Philadelphia-negative myeloproliferative neoplasms predicts second cancer：a case-control study. Blood. 2020；135（5）：381 – 386.

［3］ WILLIAMS T N，UYOGA S，MACHARIA A，et al. Bacteraemia in Kenyan children with sickle-cell anaemia：a retrospective cohort and case-control study. Lancet. 2009；374（9698）：1364 – 1370.

［4］ ERNSTER V L. Nested case-control studies. Prev Med. 1994 Sep；23（5）：587 – 90.

［5］ 李长平，胡良平.1：r 配对设计二值资料—水平多重 Logistic 回归分析. 四川精神卫生，2019，32（4）：304 – 309.

［6］ 李长平，胡良平. 非配对设计二值资料—水平多重 Logistic 回归分析. 四川精神卫生，2019，32（4）：297 – 303.

［7］ PEARCE N. Analysis of matched case-control studies. BMJ. 2016 Feb 25；352：i969.

［8］ SCHULZ K F，GRIMES D A. Case-control studies：research in reverse. Lancet. 2002；359（9304）：431 – 434.

［9］ MAYO N E，GOLDBERG M S. When is a case-control study not a case-control study. J Rehabil Med. 2009 Mar；41（4）：209 – 16.

［10］ GRIMES D A，SCHULZ K F. Compared to what? Finding controls for case-control studies. Lancet. 2005；365（9468）：1429 – 1433.

第五章　描述性研究

描述性研究是最基本的流行病学研究方法，是队列研究、病例－对照研究、临床试验的重要起点。这类研究着眼于疾病、健康状况及其暴露因素的三间分布（时间、地点、人群），提出初步的病因假设，为后续病因－疾病因果关联的探索奠定基础。

常见的描述性研究有横断面研究、病例报告、病例系列、生态学研究几类，主要研究内容包括：①目标群体的基本特征；②目标疾病的特征、患病率；③可能与目标疾病有关的因素及其分布。本章对横断面研究和生态学研究做了简要介绍。但因病例报告和病例系列指的是对单个病例和一组具有共同特征的病例进行详细描述，关注的疾病通常是罕见病或极为特殊的病理类型，描述的内容包括基本特征、病理结果、影像学结果、治疗等，故这类研究无严格的设计方法，在此不做深入讨论，研究者可自行阅读相关文献学习。

第一节　横断面研究

横断面研究也称为患病率研究，在一个时间截点上描述目标群体的健康状况，在这个时间截点上群体中的暴露与结局同时存在，无法分辨先后顺序。即便可以按照暴露特征分组来进行组间比较，但因不涉及随访，故比较的也是结局事件的分布情况而不能直接计算发生率，所得出的结论只能提示某一暴露特征可能是结局发生的危险因素，但仍需采用队列研究对该假设进行进一步检验。

案例：英国与乌干达单克隆 B 淋巴细胞增多症的患病率和临床表型比较

一、背景与研究目的

研究报告显示 B 细胞恶性肿瘤发病率呈现很大的地理差异，在美洲和欧洲比在非洲更为常见。这种差异可能反映出诊断能力、遗传易感性和传染性接触方面的差异。单克隆 B 淋巴细胞增多症（MBL）是一种可以在健康人群中进行筛查的前体病变，从而可以独立于医疗保健机构比较不同人群之间的患病率。我们旨在比较来自乌干达乡村地区和英国的年龄和性别匹配人群中 MBL 的患病率和表型特征。

二、研究方案

1. 研究设计和数据收集

本案例采用横断面研究设计，分析了乌干达乡村地区和英国医院人群的样本。我们从乌干达普通人群队列中招募了 45 岁以上的 HIV-1 血清阴性志愿者，该队列是一个基于社区的开放式动态队列，目前有 22 000 多人。从参与者获得全血样品，将其在 4 ℃下储存过夜，并在 24 小时内进行分析。我们使用了以前报告的方法从英国医院门诊患者和基层医疗患者的匿名废物中获得血液计数正常且无癌症史的全血样本，在这些样本中选择患者年龄和性别分布与乌干达受试者匹配的样本。

2. 研究方法

MBL 是 B 细胞表面免疫球蛋白轻链 κ 与 λ 之比在总 B 细胞或 B 细胞亚群中严重失衡的状态。在以前的研究中，代表 B 细胞亚群的 MBL 的检测仅限于 CLL 表型细胞，而 CD5 阴性的 MBL 在所有 B 细胞中表现出了 κ 与 λ 比的失衡。我们使用流式细胞仪确定了 MBL 的存在，根据诊断标准对其进行了定义：κ 与 λ 之比大于 3∶1 或小于 0.3∶1，或无表面免疫球蛋白或表面免疫球蛋白表达水平较低的 B 细胞比例大于 25%，无论是在总 B 细胞群体中，还是在一个或多个预先指定的 B 细胞亚群，如 CD5 阳性、CD20 弱表达、表面免疫球蛋白弱表达（CLL 表型）、CD10 阳性、CD305 阳性和 CD185 阴性、CD305 阳性和 CD185 阳性、CD305 阴性和 CD185 阴性、CD305 阴性和 CD185 阳性，在每种情况下都针对内部细胞进行了阳性阈值对照验证。

我们对 13 个乌干达个体的免疫球蛋白全基因进行了分析，这些个体被选为代表每种 MBL 类别（3 个 CLL 表型 MBL、3 个 CD5 阴性 MBL、3 个具有单克隆 B 细胞亚群和 4 个具有多克隆 B 细胞）。从基因组 DNA（200 ng，从至少 2×10^6 个外周血单核细胞中提取）中进行了 IGHV-IGHD-IGHJ 基因重排的扩增，并根据标准 Roche 454 GS-Junior 方案进行了测序。采用 IMGT HighV-Quest 软件（版本 1.3.0）分析生产中的框内序列。基因型数据是由 Sanger 研究所（英国剑桥）的 Illumina HumanOmni2.5 BeadChip 阵列产生的，用于 5000 名普通人群队列的受试者。评估了报告与 CLL 和 MBL 相关的 6 个 SNP 的数据，并与英国公布的风险等位基因频率进行了比较。使用 1000 个基因组项目的数据与非裔美国人进行了比较。

3. 统计分析

由于来自非洲的数据不足，因此没有进行正式的检验效能计算，而样本量是按照实际情况而定的。我们比较了乌干达和英国样本之间 CLL 表型 MBL 和 CD5 阴性 MBL 病例的比例以及单克隆 B 细胞绝对计数的差异，采用 Fisher 精确检验（双侧）或 Wilcox-on-Mann-Whitney U 检验（双侧）评估统计显著性。

三、主要结果与结论

2012 年 1 月 15 日至 12 月 18 日，我们从 302 名乌干达志愿者和 302 名按年龄和性别精确匹配的英国人中获得了样本。来自乌干达的受试者 121 位（40%）是 40～60 岁的女性，47 位（16%）是 40～60 岁的男性，90 位（30%）是 60 岁以上的女性，44 位（15%）是 60 岁以上的男性。

在 302 名乌干达参与者中，有 42 名（14%）检测到 MBL，在 302 名英国参与者中，有 25 名（8%）（$P = 0.038$）检测到 MBL。在 3 名（1%）乌干达受试者和 21 名（7%）英国受试者中检测到了单克隆 CLL 表型 B 细胞（$P = 0.000\,21$）（图 5-1-1）。相比之下，CD5 阴性 MBL 在乌干达受试者中［41 人（14%），其中 2 人（5%）是同时具有 CLL 表型 MBL 的个体］比英国参与者［6 人（2%）］更普遍。其中两人（33%）也具有可检测的 CLL 表型 MBL（$P < 0.0001$）（图 5-1-1）。在 93 名（31%）乌干达参与者和 21 名（7%）英国参与者中可检测到单克隆 B 细胞亚群（$P < 0.000\,1$）（图 5-1-1）。在两个种群中均未检测到具有生发中心表型的 CD10 阳性单克隆 B 细胞种群。

除了两个队列之间单克隆 B 细胞表型的差异外，单克隆 B 细胞的绝对计数也显著不同（图 5-1-2）。具有 CLL 表型 MBL 的所有 3 名乌干达受试者的绝对单克隆 B 细胞计数低于 $1/\mu L$，并接近检测极限。相比之下，在 21 名具有 CLL 表型 MBL 的英国受试者中，循环肿瘤细胞绝对数的中位数为 $5/\mu L$（IQR：2～12，范围 1～1 773）。7 名（2%）英国参与者的 CLL 表型细胞超过 $10/\mu L$，而乌干达受试者中仅有 $1/\mu L$（$P = 0.015$）。尽管乌干达受试者中 CD5 阴性 MBL 的流行率高于英国受试者，但中位 B 细胞绝对计数相似［乌干达队列中每 μL 细胞个数为 227（IQR：152～345，范围 56～947），英国队列中每 μL 细胞个数为 135（IQR：105～177，范围 69～503）；$P = 0.13$］。然而，乌干达队列中的 CD5 阴性单克隆 B 细胞亚群的中位绝对细胞计数［$7/\mu L$，（IQR：3～15，范围 1～53）］明显高于英国队列中的［$2/\mu L$（IQR：2～3，范围 1～17；$P =$

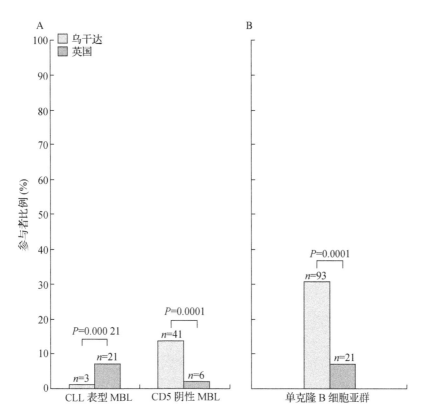

图 5-1-1 乌干达和英国人群队列中 MBL 流行率

0.012）]。

在两个队列中，CD5 阴性 MBL 和单克隆 B 细胞亚群在 LAIR1 表达上也存在差异。在英国受试者中，单克隆 B 细胞扩增通常显示中等至强的 LAIR1 表达，而在乌干达，则表现为弱或双峰表达，类似于分泌 IgM 的淋巴浆细胞性疾病（图 5-1-3）。在乌干达队列 41 例 CD5 阴性的 MBL 病例中，有 40 例（98%）的 LAIR1 阴性细胞或 LAIR1 阴性与阳性共同存在，而英国 6 例中有 2 例（33%，$P = 0.004$）。在 93 例乌干达病例中，有 85 例（91%）的单克隆 B 细胞亚群仅包含 LAIR1 阴性细胞或 LAIR1 阴性和 LAIR1 阳性细胞的组合，而 21 例英国病例中有 4 例（19%，$P < 0.0001$）（图 5-1-3）。

将已被证明与 CLL 和 CLL 表型 MBL 显著相关的 6 个 SNP 的流行率与英国发表的关于普通人群和非裔美国人的患病率数据进行了比较，对于与 CLL 表型 MBL 相关的所有 SNP，乌干达农村地区的流行率明显低于英国和非洲裔美国人。

本项横断面研究的结果显示，乌干达农村地区 MBL 的流行率略高于英国，并且鉴定出的表型有所不同。相比之下，非洲的 B 淋巴细胞增生性疾病的发生率据报道明显低于欧洲和美国。然而，详细的流行病学研究受到以下事实的限制：大多数惰性 B 淋巴细胞增生性疾病（如 CLL 和边缘带淋巴瘤）患者无症状，因此与欧洲或北美国家相比，在非洲国家被诊断的可能性较小。因此，通过人群筛查前体疾病可以获得更有意

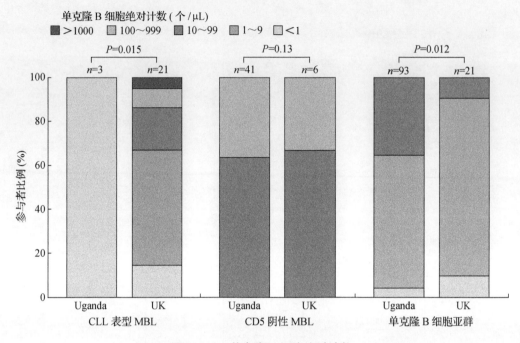

图 5-1-2 单克隆 B 细胞绝对计数

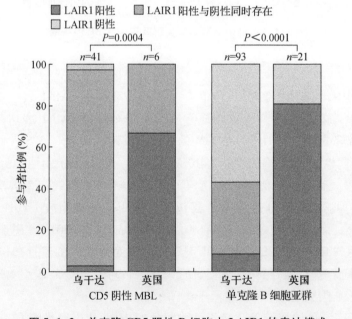

图 5-1-3 单克隆 CD5 阴性 B 细胞中 LAIR1 的表达模式

义的数据。具有 CLL 表型的 MBL 通常表征良好，并且一项随访研究的结果已经确定，每年约有 1% 的 CLL 表型 MBL 患者会进展为需要治疗的有症状的 CLL。在欧洲和美国，有 3%~20% 的成年人可以在非常低的细胞计数（通常称为低计数 MBL，通常 $<0.01 \times 10^9/L$）

中检测到 CLL 表型 B 细胞，这通常取决于检测的灵敏度和年龄。

研究使用流式细胞术详细评估了 HIV 阴性的乌干达农村人口中 MBL 的患病率，还将这一流行率与年龄和性别匹配的英国对照组进行了比较，因为这样的比较可能为了解 CLL 和边缘区淋巴瘤的相对流行率提供参考，而不考虑医疗服务的差异。总体来说，乌干达农村地区和英国的 MBL 流行率大致相似，但存在实质性的差异，与英国人群相比，乌干达队列中 CLL 表型 MBL 流行率较低，CD5 阴性 MBL 流行率较高。本研究中，使用乌干达农村地区具有环境差异的人口对于理解遗传易感性具有一些优势，但局限性在于乌干达农村人口可能无法代表乌干达总人口。未来研究旨在比较乌干达的农村和城市人口，这将为遗传易感性和环境因素对 B 细胞肿瘤发展的相对贡献提供参考。

研究设计解读

横断面研究是一种在医学领域常见的观察性研究方法，在某人群中应用普查或抽样调查方法收集特定时间内人群中有关疾病与健康状况的资料，以描述疾病或健康状况在地区、时间和人群中的分布规律以及观察某些因素与疾病之间的关联。横断面研究在设计时无须设置对照组，事先不清楚病例的数量，由于调查暴露与结局是同时测量的，两者先后顺序不清楚，因此不能得出因果关系的结论。

横断面研究的主要研究方法包括普查和抽样调查。普查能够发现人群中的全部病例，但是耗时耗力，不易施行，不适用于患病率很低且无简单易行诊断手段的疾病。抽样调查是常用的调查方法，易于实现，可根据实际情况选择不同的抽样方法，但也不适用于患病率低的疾病及个体间变异较大的群体。

实际研究中更常采用抽样调查，本案例研究对英国和乌干达部分地区 MBL 的患病率与临床表型进行了比较。研究首先从乌干达患者中选取研究对象，然后在英国门诊按照性别和年龄匹配研究对象进行研究。

第二节　生态学研究

生态学研究是指在群体层面探究暴露与结局的相关性。观察单位是一个个群体，而非个体，通过描述不同群体或不同地区暴露与结局发生的情况，追踪不同群体或不同地区发病率、患病率、死亡率的变化，比较暴露水平发生变化前与发生变化疾病频率的相应改变，提出暴露与结局之间是否有关的假设。

案例：皮肤活检率和黑色素瘤发生率相关性的生态学研究

一、背景与目的

描述皮肤活检率的变化，并确定其与黑色素瘤发生率变化的关系。

二、研究方案

1. 研究设计和研究人群

本案例为基于人群的生态学研究。

研究人群为来自美国 9 个地区的年龄 65 岁及以上的流行病学监测和结果（SEER）项目的参与者。

2. 研究指标

在 1986 年至 2001 年，每个医疗区域的年度皮肤活检率（来自医疗保险数据）和该人群的黑色素瘤发生率。

3. 研究方法

为了获得同一人群的黑色素瘤的年发病率，研究采用 SEER 项目的统计软件（SEER * Stat，版本 5.3.0）。我们采用 SEER 项目获得了四个组织学疾病分期（原位，局部，区域和远距离）的发生率，并将它们相加得到所有分期的合计发生率。采用 SEER * Stat 的基于死亡率的发生率计算方法，我们还计算出了所有 9 个地区合计的黑素瘤发病率和特定疾病死亡率。

4. 统计分析

采用多因素线性回归来探索活检率（自变量）和黑色素瘤发病率（因变量）之间的关系，分析单位是在每一年中的 SEER 项目研究区域（9 个区域，14 年，126 个观测）。为了控制可能影响发病率的区域差异（如活动范围、种族、生活方式），在所有分析中都纳入了地域指标变量。基线分析预测额外 1000 次活检对诊断黑色素瘤的数量的效果。研究隐含的假设是疾病的真实发生率在各个地区可能有所不同，但不会随时间变化。研究的次要分析在假设疾病的真实发生率增加了的情况下可以预测活检效果。研究为此设置了年份和区域的交互作用项，这使每个区域中黑色素瘤的发生率独立增加，即在每个区域具有独立的增长率。最后，当因变量是特定疾病阶段的发病率时，我们使用相同的交互作用项进行了四个阶段的特定回归分析。

三、主要结果与结论

在 SEER 项目中 9 个区域中，65 岁以上老年人的黑色素瘤发病率在 1986—2001 年稳定增长（图 5-2-1）。增加的主要是肿瘤的早期（原位和局部发生）患者，而不是肿瘤的晚期（区域和远部位发生）患者，黑色素瘤的死亡率在此期间变化不大。

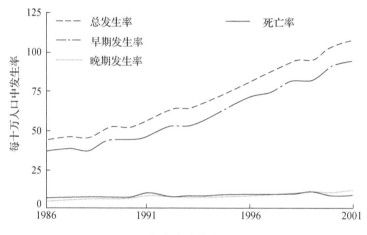

图 5-2-1 黑色素瘤发病率及死亡率

在 1986 年至 2001 年，九个地区的平均活检率在 65 岁及 65 岁以上的人群中增长了 2.5 倍（每 10 万人口中 2847 ~ 7222 人）。在同一时期，黑素瘤的平均发病率增加了 2.4 倍（每 10 万人口中 45 ~ 108 人），见图 5-2-2。

假设疾病的真实发病率没有变化，那么再进行 1000 次活检就可以发现 12.6 例黑色素瘤病例。假定疾病的真实发生率增加，则另外进行 1000 次活检与发现的 6.9 例黑色

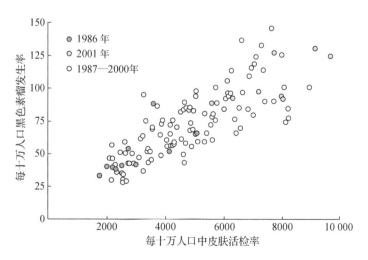

图 5-2-2 皮肤活检率与黑色素瘤发生率

素瘤相关。特定阶段的分析表明，1000 例活检与 4.4 例原位黑素瘤和 2.3 例局部黑素瘤相关，但与晚期黑素瘤的发生率无关（表 5-2-1）。

表 5-2-1　按疾病阶段估算的每 1000 次额外活检中诊断出的黑色素瘤额外病例数

疾病阶段	疾病发病率的假设	每 1000 例活检诊断出的额外病例（95% CI）	P
所有分期	无变化	12.6 (11.2 ~ 14.0)	<0.001
所有分期	增加	6.9 (3.1 ~ 10.8)	<0.001
特定分期			
原位	增加	4.4 (2.1 ~ 6.8)	<0.001
局部	增加	2.3 (0.0 ~ 4.6)	0.05
区域	增加	0.3 (-0.5 ~ 1.1)	0.45
远部位	增加	-0.1 (-0.6 ~ 0.4)	0.68

研究的数据趋势表明，黑色素瘤的真正发病率并未改变。表 5-2-2 概述了黑色素瘤阶段性特定发病率和死亡率的预期变化，并给出了发病率明显上升的不同解释。早期疾病的发病率迅速上升，而晚期疾病的发病率和死亡率却相对稳定，这些发现与疾病实际发生率的急剧上升相矛盾。黑色素瘤发病率明显上升的主要原因是过度诊断，这是增加诊断检查的结果。

表 5-2-2　对肿瘤阶段发病率和死亡率的预期变化的解释

预期发病率变化	发病率明显上升的解释		
	肿瘤早期	肿瘤晚期	预期死亡率变化
诊断检查增加，疾病的真实发病率没有变化	增加	无变化	无变化
疾病的真实发生率增加	增加	增加	增加

黑色素瘤的发病率与活检率有关。被诊断出的额外病例仅限于早期肿瘤，而死亡率保持稳定，这表明发病率的增加主要是由于诊断检查的增加（过度诊断），而不是疾病发病率的增加。

研究设计解读

　　生态学研究是描述性研究的一种，它是在群体的水平上研究某种因素与疾病之间的关系，以群体为观察和分析的单位，通过描述不同人群中某因素的暴露状况与疾病的频率，分析该暴露因素与疾病之间的关系。生态学研究通常用于公共卫生研究，其主要特点是以群体为观察和分析单位，一般在地理分布上进行定义。它适用于无法获得个体水平的数据或需要进行大规模比较以研究暴露因素对疾病状况的总体水平影响的情况，因此其结果仅适用与群体水平。

参考文献

［1］RAWSTRON A C，SSEMAGANDA A，DE TUTE R，et al. Monoclonal B-cell lymphocytosis in a hospital-based UK population and a rural Ugandan population：a cross-sectional study. Lancet Haematol，2017，4（7）：e334 - e340.

［2］WELCH H G，WOLOSHIN S，SCHWARTZ L M. Skin biopsy rates and incidence of melanoma：population based ecological study. BMJ，2005，331（7515）：481.

［3］LEVIN K A. Study design Ⅲ：Cross-sectional studies. Evid Based Dent，2006，7（1）：24 - 25.

［4］MORGENSTERN H. Ecologic studies in epidemiology：concepts，principles，and methods. Annu Rev Public Health，1995，16：61 - 81.

第六章　探索性临床试验

药物临床试验的进程分为 I ~ IV 期，探索性阶段集中在 I 期和 II 期，其目的在于初步探究药物的疗效和安全性，了解剂量与疗效反应之间的关系，确定药物的最大耐受剂量和最低有效剂量，我们将这一阶段的临床试验统称为探索性临床试验。探索性临床试验为确证性临床试验提出给药方案，也是后续确证性临床试验（III/IV 期）设计合理性、操作可行性的基础。

I 期试验以剂量爬坡的形式从起始低剂量组逐渐递增到高剂量组，通过观察受试者发生剂量限制毒性的情况来探索药物的最大耐受剂量。常见的 I 期剂量爬坡设计大体上分为参数设计和非参数设计。参数设计多基于贝叶斯统计原理，其优点在于指定剂量递增的规则，并通过统计学软件建模辅助实现方案设计，如 CRM 设计、TPI 设计、mTPI 设计、BOIN 设计等，上述这些方法均涉及统计学模型的建立，因此最大耐受剂量的估计精度较高，患者被分配至最优剂量组的可能性也较高。但对于医生和一般临床试验工作者，参数设计方法较为复杂，需要丰富且扎实的统计学背景和实操经验，而基于规则的非参数设计无须采用复杂的统计学知识和技术，更容易被研究者理解，实施起来也非常便捷。故本章选取经典的 I 期剂量递增设计——3 + 3 剂量递增设计和另一种由 3 + 3 设计发展来的较为新颖的 Rolling six 设计。

在 I 期试验明确了药物的人体耐受性、安全性和推荐剂量之后，即可进入 II 期试验，II 期主要目的在于初步评价试验药物对目标疾病的疗效，为 III 期临床试验提供给药剂量、设计方法和结局指标设置的依据。也就是说 II 期试验起到承上启下的作用，研究者在这一时期通常希望用较小的样本量、较快的研究进程发现有临床价值的新药或新治疗方法，以便进一步开展随机对照试验确证疗效，同时也希望在观察到药物无效时尽早终止试验。

II 期试验的设计方法灵活多样，大体上可划分为单臂 II 期试验和随机对照 II 期试验。单臂 II 期设计通常预先设置一个疗效界值，将试验药物显示出的有效性结果与界值进行统计学比较，来判断试验药物是否具有临床意义。疗效界值的设置可以参考历史文献证据，也可以结合研究者的临床实践经验来拟定。如果试验药物的疗效高于此界值，可进一步开展随机对照试验验证疗效，如果疗效低于此界值，可认为试验药物疗效不能满足临床需求，应考虑早期终止试验，避免更多受试者接受对所患疾病无益的治疗。Ⅱ期试验也可以考虑随机对照设计，毕竟单臂设计本质上来说是基于历史对照的设计，试验人群与历史对照人群的间异质性较高，对药物有效性的判断可能不够准确，从而影响Ⅲ期试验设计时对药物疗效的预估，而随机对照Ⅱ期试验可视为开展Ⅲ期试验的重要量化依据，试验结果能够提示Ⅲ期试验成功的可能性。

第一节　3 + 3 剂量递增设计

经典3 + 3剂量递增设计是目前使用最为广泛的Ⅰ期剂量爬坡设计方法，从低到高设置多个剂量组，采用改良 Fibonacci 法设置剂量递增方案，递增顺序为 n、2n、3.3n、5n、7n，此后依次递增前一个剂量水平的30%～35%，该方案可以保证初期剂量递增幅度大，后期递增幅度小，确保受试者安全的同时也保证了递增速度不会过慢。3 + 3设计的优点是操作简便、剂量递增方式相对保守，较多的受试者暴露在较低剂量水平下，不仅符合早期临床试验的伦理学要求，其统计方法对临床工作者来说也相对简单、容易实施。

案例：阿扎胞苷联合来那度胺治疗高危骨髓增生异常综合征和急性髓系白血病

一、背景与试验目的

骨髓增生异常综合征是以无效造血、骨髓增生异常，包括血小板减少在内的外周血细胞减少为特征的恶性克隆性髓细胞疾病，并具有转化为急性髓系白血病倾向。患者生存情况较差，目前急需骨髓增生异常综合征的有效治疗方案。阿扎胞苷是一种常用于高危骨髓增生异常综合征的一线治疗药物，相比于类急性髓系白血病治疗或支持性治疗，阿扎胞苷对患者总生存期的提高较为显著。临床上经去甲基化药物治疗的患者中位缓解持续时间为12～17个月，但达到长期治愈依然困难，去甲基化药物治疗失败的患者普遍预后较差。现已提出多种联合化疗方案以改善去甲基化药物单药在骨髓增生异常综合征和急性髓系白血病患者中的疗效。

来那度胺是一种免疫调节药物，来那度胺单药对伴有染色体 del（5q）的低危骨髓增生异常综合征患者疗效显著，在使用推荐剂量 10 mg/d 的情况下，可使大约 60% 的患者达血液学缓解、30% 的患者达到完全缓解。来那度胺单药治疗也可使 14%～30% 不伴染色体 del（5q）的骨髓增生异常综合征患者和急性髓系白血病患者达到完全缓解。对于伴染色体 del（5q）骨髓增生异常综合征，其作用机制是通过稳定 MDM2 和抑制染色体 5q 的细胞周期协同调节因子，从而在分子水平上驱动克隆抑制和产生细胞毒作用，提高 P53 降解。对于不伴有 del（5q）骨髓增生异常综合征，来那度胺可通过促红细胞生成素诱导激活 STAT5 以恢复红细胞生成、抑制肿瘤血管生成和调节骨髓微环境。

既往已有小样本研究结果提示阿扎胞苷和来那度胺联用对高危骨髓增生异常综合征和急性髓系白血病患者有明显疗效，然而，两种药物联用的最佳剂量和具体方案仍未确定。因此这项 I/II 期临床试验的目的是在骨髓增生异常综合征和急性髓系白血病高危患者中评估联合方案的最大耐受剂量和临床疗效并识别临床疗效预测指标。

二、试验方案

1. 研究设计

单臂 I/II 期，I 期剂量爬坡阶段采用 3+3 设计，II 期剂量扩展为单阶段设计。

2. 研究对象

I 期研究对象为既往接受过治疗的高危骨髓增生异常综合征患者和急性髓系白血病患者。II 期研究对象为未经治疗的原始细胞少于 30% 的高危骨髓增生异常综合征患者和急性髓系白血病患者。

入组标准：复发/难治性高危骨髓增生异常综合征患者和急性髓系白血病患者（骨髓原始细胞超过 10%），年龄不限；ECOG≤2；试验药物治疗前 48 小时未使用羟基脲；肝肾功能正常；允许服用阿司匹林；遵守方案计划并签署知情同意书。

排除标准：哺乳期和怀孕女性；已知或怀疑对阿扎胞苷或甘露醇过敏；服用沙利度胺或类似药物会出现皮疹脱屑、结节性红斑；对沙利度胺或来那度胺过敏；晚期恶性肝肿瘤患者；不愿意或无法继续遵守方案规定；有人类免疫缺陷病毒（HIV）、乙型肝炎病毒（HGV）或丙型肝炎病毒（HCV）血清反应阳性或活动性病毒感染。

3. 治疗方法

28 天为一疗程，每个疗程第 1～第 5 天静脉注射阿扎胞苷 75 mg/m²，第 6 天开始每天口服来那度胺。I 期来那度胺剂量爬坡阶段采用 3+3 设计，共有 7 种来那度胺口服剂量，分别为 10 mg、15 mg、20 mg、25 mg、50 mg 和 75 mg。每个剂量组入组 3 例受试者，如果出现 1 例 3 级及以上非血液学毒性作用，则该剂量组需另外招募 3 例受试者；如果出现 2 例或超过 2 例的 3 级及以上的非血液学毒性作用，则该剂量水平超过最大耐受剂量，前一个剂量水平将定义为最大耐受剂量。II 期剂量扩展阶段的目的在于评估阿扎胞苷和来那度胺联合方案的疗效，20 例受试者从第 6 天开始，每天口服来那度胺 50 mg 持续 10 天，但后期由于不良事件剂量调整为每天 25 mg 连续 5 天。如果观察到受试者持续从治疗中受益,则给予的疗程数没有限制。

4. 评价指标

主要研究目的是确定急性髓系白血病和骨髓增生异常综合征患者来那度胺联合阿扎胞苷的最大耐受剂量,并确定阿扎胞苷和来那度胺联合治疗的临床疗效包括完全缓解率、缓解持续时间、总生存期。在基线和第一个疗程完成时采用二代测序技术进行骨髓评估,检测基线骨髓上的体细胞突变,然后每 1 ~ 3 个疗程再次进行评估。

5. 样本量估计

剂量爬坡阶段 3 + 3 设计无须进行样本量估算。Ⅱ期剂量扩展阶段单阶段设计样本量估算所需参数如下:假定联合方案的最大无效界值为 30% ,毒性反应发生率的界值为 30% ,Ⅱ期阶段早期因无效终止的概率为 10% ,因 3 级及以上毒性反应早期终止的概率为 75% 。基于二项分布确切概率法可计算样本量为 40。

6. 主要统计分析方法

患者特征采用描述性分析,中位数和范围用来描述连续型变量,频率和百分比用来描述分类变量。规定双侧 $\alpha = 0.05$,分类变量采用卡方检验和 Fisher 确切概率法进行剂量组间比较,连续型变量采用 Wilcoxon 秩和检验进行剂量组间比较。绘制 Kaplan-Meier 生存曲线估计总体存活率,对数秩检验用来比较剂量组间生存曲线差异,单因素和多因素 Cox 比例风险模型用以识别疗效的预测指标。

三、主要结果与结论

1. 基线特征

2009 年 12 月 30 日至 2013 年 6 月 17 日共纳入 88 名受试者(Ⅰ期:28 例,Ⅱ期:60 例)。88 例受试者的毒性作用和疗效均可评估。中位年龄为 67 岁(范围 32 ~ 88 岁)。治疗前有 24 例(27%)受试者存在二倍体细胞遗传学异常,11 例(13%)受试者存在染色体 5q 异常,其中 9 例为复杂核型。受试者接受的中位疗程数为 3 个,中位随访期为 57 周。

2. Ⅰ期阶段安全性结果

来那度胺的七个剂量组中受试者数如下:10 mg($n = 5$),15 mg($n = 3$),20 mg($n = 3$),25 mg($n = 3$),50 mg($n = 4$),75 mg 持续 5 天($n = 3$),75 mg 持续 10 天($n = 7$)。尚未观察到剂量限制毒性,最大耐受剂量未知,未因毒性反应早期停止试验。根据Ⅰ期数据,Ⅱ期最佳剂量和用药时间定义为:在 28 天疗程第 1 ~ 第 5 天服用 75 mg/m^2 静脉注射阿扎胞苷,然后在第 6 ~ 第 15 天口服 50 mg 来那度胺。最初Ⅱ期阶段(Ⅱa 期)纳入 20 例受试者。尽管在第一个疗程中未观察到剂量限制毒性,但患者骨髓抑制期延长和感染相关并发症的发生率增加。因此,根据总缓解率最高的剂量组,将Ⅱ期剂量下调至每天口服来那度胺 25 mg,并另外入组 40 名受试者(Ⅱb 期)。

3. 有效性结果

Ⅱa 期中位疗程数为 2 个，Ⅱb 期中位疗程数为 5 个。31 例（35%）受试者达到完全缓解（完全缓解：15 例；血液学不完全恢复下的完全缓解：16 例）。Ⅰ期有 4 例（14%）受试者达到完全缓解，中位生存期为 17 周。Ⅱ期有 27 名（45%）受试者达到完全缓解，中位生存期为 60 周。Ⅱb 期内有 22 例（55%）患者达到完全缓解（完全缓解：9 例，血液学不完全恢复下的完全缓解：13 例），中位生存期为 75 周。不同阶段之间生存期存在显著差异（$P < 0.0001$）。在达到完全缓解的受试者中，中位缓解持续时间为 54 周，中位生存期未及，平均随访时间为 57 周，其中有 13 例（42%）进行了干细胞移植，这 13 例受试者中有 10 例达持续缓解。

在事后分析中，26 例 5 号染色体异常的受试者中有 25 例也伴有其他细胞遗传学异常。其中有 4 例（16%）达到完全缓解或血液学不完全恢复下的完全缓解。在单因素 Cox 比例风险模型中，生存率下降与来那度胺剂量大于 25 mg（$P = 0.001$）和细胞遗传学异常（$P = 0.02$）显著相关。诊断时的骨髓原始细胞百分比与总体缓解情况无关。多因素分析中，具有复杂细胞遗传学变异的受试者预后较差（HR = 2.5；95% CI：1.14 ~ 5.64；$P = 0.02$），相比来那度胺 25 mg 剂量组，来那度胺剂量超过 25 mg 的受试者生存率也显著降低。（HR = 2.7；95% CI：1.34 ~ 5.49；$P = 0.005$）。

在Ⅱb 期的 40 例受试者中，对 25 例受试者的骨髓样本进行了二代测序。9 例伴有 *TP53* 突变的受试者均具有复杂核型，其中有 5 例（56%）达到完全缓解或血液学不完全恢复下的完全缓解。

4. 主要结论

在高危骨髓增生异常综合征和急性髓系白血病的患者中，以 28 天为一疗程，第 1 ~ 第 5 天每天一次 75 mg/m^2 静脉注射阿扎胞苷，第 6 ~ 第 10 天每天 25 mg 口服来那度胺是有效且耐受性良好的联合化疗方案。该方案可达迅速而持久的临床缓解，但针对特殊细胞遗传学异常患者群体疗效并不明确，仍需进一步开展确证性临床试验。

研究设计解读

1. 设计原理

3 + 3 剂量递增设计（图 6-1-1）的原理为从低到高设置多个剂量组，起始剂量可根据临床前期实验数据确定，每个剂量组计划入 3 例受试者，前一个剂量组的受试者安全性结果决定新受试者能否进入下一个剂量组，其具体规则如下。

（1）起始剂量组 1 入组 3 例受试者，如果 3 例均没有出现剂量限制毒性，另外 3 例受试者可进入下一个剂量组 2。以此类推，前一个剂量组 i 未观察到剂量限制毒性，新的 3 例受试者可进入剂量组（i + 1）。若起始剂量组 1 出现超过 1 例的剂量限制毒性，则试验终止。

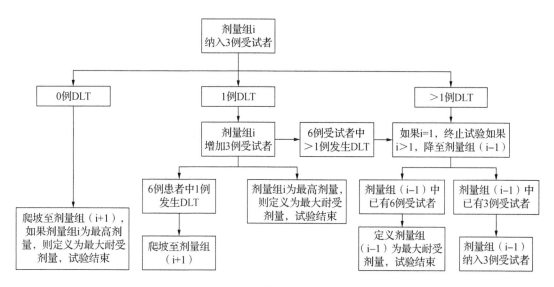

图 6-1-1 "3+3" 剂量递增设计示意

（2）若某一剂量组 i 的 3 例受试者中出现 1 例剂量限制毒性，则 i 组再增加 3 例受试者观察，如果增加进来的 3 例受试者没有出现剂量限制毒性，可招募另外 3 例受试者进入剂量组（i+1）。如果 i 组增加进来的 3 例受试者出现 1 例剂量限制毒性，则剂量降级至（i-1）组，（i-1）组增加 3 例受试者观察，如果（i-1）组已有 6 例受试者，定义（i-1）组对应的剂量为最大耐受剂量。

2. 3+3 设计的优缺点

传统 3+3 设计是一种简单易行的非参数剂量递增设计方法，研究者无须统计学辅助即可探索到最大耐受剂量，从伦理学的角度来看，该设计方法在首次人体探索药物毒性的试验中能够很好地保护受试者的安全，也可获得药代动力学数据。但这种设计方法仍有其自身缺点，例如在保证安全的同时可能将过多的受试者暴露在非有效剂量下，使相当一部分受试者接受了无效治疗；其次由于其设计较为简易，粗糙的设计难免导致对 MTD 估计不准，提出的Ⅱ期推荐剂量可能低于实际有效剂量，增加了Ⅱ期试验失败的可能性。目前基于 3+3 设计也开发出多种非参数或非参数与参数方法相结合的设计，如加速滴定设计，在加速阶段为提高试验效率，每个剂量组只有 1 例患者，如果出现了 1 例剂量限制毒性或 2 例 2 级及以上毒性反应则终止加速阶段，随即按常规 3+3 设计继续实施。但加速滴定设计由于其加速阶段每个剂量组仅有 1 例受试者，药物治疗的迟发性毒性可能会被掩盖。另外一种由 3+3 设计衍生而来的方法是由药理引导的剂量递增设计，它可弥补 3+3 设计剂量定位不够精准的缺陷，具体的操作方法是先由临床前药代动力学模型确定一个目标血药浓度，根据试验过程中每个受试者的药代动力学数据确定随后的剂量水平，只要受试者没有达到目标血药浓度，则以每个剂量组 1 例受试者剂量 100% 递增幅度增加剂量，直到达到血药浓度或出现剂量限制毒性时转为 3+3 设计，同时减小剂量递增幅度。

第二节　Rolling six 设计

Rolling six 设计是基于 3 + 3 设计发展而来的一种基于规则的非参数设计方法，主要用于儿科临床试验。儿科 I 期试验通常在成人 I 期试验完成后开展，这个阶段已累积了一定程度的安全性信息，所以儿科 I 期试验设置的剂量范围相对安全，可考虑加快试验进程。传统 3 + 3 设计在每组入组达 3 例后即暂停入组，试验暂停次数较多，试验周期相对较长，而 Rolling six 设计的特点在于不仅根据剂量限制毒性也根据 2 级安全性数据来决定后续受试者的剂量水平，容许将 2 ~ 6 名受试者同时纳入一个剂量组，减少试验暂停次数，提高试验效率，保证条件合格的受试者能尽快入组接受治疗。

案例：VTd 方案联合 Panobinostat 治疗复发性多发性骨髓瘤

一、背景与试验目的

目前，多发性骨髓瘤的标准疗法为蛋白酶体抑制剂和免疫调节剂联合治疗。硼替佐米、沙利度胺和地塞米松联合化疗（VTd 方案）既可作为自体干细胞移植前的诱导方案，也可以作为复发后的挽救方案，既往文献报告复发后采用 VTd 联合方案，63% 的患者可达部分缓解或更好缓解。Panobinostat 是一种广谱组蛋白脱乙酰酶抑制剂，已获批可与硼替佐米、地塞米松联用，治疗包括硼替佐米和免疫调节剂在内的二线或二线以上药物治疗失败的患者。因此，这项试验目的为在复发或复发难治性多发性骨髓瘤患者中，通过减少沙利度胺剂量和降低硼替佐米给药频率，提高 VTd 方案、Panobinostat 联合治疗的耐受性和疗效。

二、试验方案

1. 研究设计

I/II 期、多中心、开放标签试验，分为剂量递增阶段（采用 Rolling six 设计确定 Panobinostat 的最大耐受剂量和推荐剂量）和剂量扩展阶段。

2. 研究对象

符合 IMWG 2003 诊断标准的复发/难治性多发性骨髓瘤患者。

入组标准：年龄≥18 岁的复发/难治性多发性骨髓瘤患者；既往接受过一线及以上治疗；ECOG≤2；中性粒细胞计数≥1×10^9/L；血小板计数≥100×10^9/L；血红蛋白≥80 g/L；血肌酐≤2 倍正常值上限；肝肾功能正常；期望寿命≥3 个月；签署知情同意书。

排除标准：试验治疗开始前 28 天内接受抗骨髓瘤治疗；硼替佐米耐药；≥2 级的周围神经病或伴有疼痛或严重心血管疾病的 >1 级的周围神经病。

3. 治疗方法

21 天的疗程，第 1 天和第 8 天皮下注射硼替佐米 1.3 mg/m^2；每天口服沙利度胺 100 mg；在第 1、第 2、第 8 和第 9 天口服地塞米松 20 mg；根据 Rolling six 设计原理，分配患者在第 1、第 3、第 5、第 8、第 10 和第 12 天口服 Panobinostat 10 mg、15 mg 或 20 mg，Panobinostat 的起始剂量为 10 mg，推荐剂量定义为使六例受试者中 1 人或无人出现剂量限制毒性的 Panobinostat 最高剂量。最大耐受剂量定义为第一个疗程内，至少 2 例至多 6 例受试者出现剂量限制毒性的 Panobinostat 最高剂量。

患者持续用药直至疾病进展或出现不可耐受的毒性反应。符合自体造血干细胞移植条件的受试者在达最佳缓解后继续治疗两个疗程（一共至少接受 6 个疗程化疗）可行自体造血干细胞移植。完成研究方案规定的 16 个疗程的受试者可继续接受最长一年的 Panobinostat 单药治疗。允许受试者因接受自体造血干细胞移植退出研究，但接受自体造血干细胞移植的受试者不允许后续接受维持治疗。

4. 评价指标

该试验定义了两个主要结局：剂量递增阶段的主要结局为 Panobinostat 的最大耐受剂量和推荐剂量。剂量扩展阶段的主要结局为在推荐的 Panobinostat 剂量下 16 个疗程的总体缓解率。次要结局是该联用方案的安全性，16 个疗程的部分缓解率、完全缓解率、最小缓解率，疾病稳定情况，达到缓解所需时间，无进展生存期，治疗依从性，以及 Panobinostat 维持治疗的可行性。

5. 样本量估计

剂量递增段采用 Rolling six 设计，剂量扩展阶段的样本量估计是基于 Fleming-A' Hern 单阶段设计。规定检验功效 1 − β 为 0.8，单侧 α = 0.1。假设该联合治疗方案的缓解率至少为 78%，根据历史文献报告，在先前一线至四线治疗方案失败的受试者中应用硼替佐米、沙利度胺和地塞米松治疗，63% 的受试者可达部分或更好缓解，因此将 63% 作为该试验零假设的无效界值（缓解率下限），如果硼替佐米、沙利度胺、地塞米松和 Panobinostat 联合治疗的缓解率未达到 63%，则认为该疗法无效，若该联合治疗缓解率达到或超过 78%，则认为该疗法有效。经计算，剂量扩展阶段共需 42 例受试者（包括 6 例剂量递增阶段的受试者），可在单侧 α = 0.1 的检验水准下，有 80% 的把握度观察到 78% 的受试者可在硼替佐米、沙利度胺、地塞米松和 Panobinostat 联合治疗中达到部分或更好缓解。

6. 主要统计分析方法

单臂试验无对照组，不涉及组间对比分析。只计算相应率值及使用 Clopper-Pearson 方法计算 95% 置信区间，绘制 Kaplan-Meier 生存曲线描述无进展生存期和达到缓解所需时间。

三、主要结果与结论

1. 基线特征

2013 年 1 月 31 日至 2014 年 10 月 30 日间，57 名合格患者被纳入安全性评价。剂量递增阶段共计 16 名患者。Panobinostat 10 mg 组 7 名，其中 6 名受试者数据可评估剂量限制性毒性。15 mg 组 3 名，20 mg 组 6 名，均可评估剂量限制性毒性。未观察到 Panobinostat 最大耐受剂量，Panobinostat 的推荐剂量定为 20 mg。

意向性分析集中共计 46 例受试者，剂量扩展阶段采用 Panobinostat 推荐剂量 20 mg，其中 39 例受试者数据可用于疗效和治疗依从性评估。27 例（59%）受试者既往接受过自体造血干细胞移植，37 例（80%）既往接受过抗骨髓瘤治疗，33 例（72%）既往接受过硼替佐米，24 例（52%）既往接受过免疫调节剂，8 例（17%）既往接受过二线及以上包括硼替佐米和免疫调节剂的治疗。该试验中受试者接受的中位疗程数为 10 个，24 例受试者（51%）退出研究行自体造血干细胞移植。20 例受试者（35%）完成了全部 16 个疗程，其中 15 例（26%）接受了 Panobinostat 维持治疗。9 例（16%）因疾病进展而停止研究，1 例因无关事件死亡，3 例（5%）因研究药物毒性撤回知情同意书。

2. 有效性结果

中位随访时间为 15 个月。在 Panobinostat 推荐剂量 20 mg 下，46 例受试者中 42 例达到（91%；80% CI：83.4%～96.2%）达到缓解。初次复发者缓解程度优于较晚期患者。达到缓解的中位时间为 2.46 个月（95% CI：1.91～3.52），中位无进展生存期为 15.6 个月（95% CI：13.4～20.47），12 个月的无进展生存率为 75.4%（95% CI：56.7%～86.8%）。接受或不接受自体造血干细胞移植的受试者 12 个月无进展生存率分别为 91.3%（95% CI：69.3%～97.8%）和 66.1%（95% CI：41.5%～82.3%），接受自体造血干细胞移植的受试者中位无进展生存期未及，未接受自体造血干细胞移植中位无进展生存期为 14.1 个月（95% CI：7.0～16.1）。

3. 安全性结果

接受 Panobinostat 推荐剂量的受试者，实际使用的 Panobinostat 平均剂量（不包括维持）为 17.2 mg。有 19 例受试者因 ≥2 级非血液学毒性降低剂量，7 例受试者因胃肠道毒性降低剂量。沙利度胺实际剂量为预期剂量的 79.3%，20 例受试者需要降低沙利度胺的剂量，起始剂量为 50 mg 的受试者平均剂量为 41.4 mg，起始剂量为 100 mg 的受试者平均剂量为 72.9 mg。6 例受试者需要降低地塞米松剂量，平均实际剂量为 18.7 mg；硼替佐米的药物依从性良好，5 例（11%）受试者需要降低剂量；平均给药剂量 1.2 mg/m²。

共计 27 例受试者报告了 46 例严重不良事件，怀疑与试验药物有关的有 14 种。多数不良反应为 1～2 级，多为疲劳、周围感觉神经病、腹泻、便秘、骨痛和恶心。3 级及以上常见的不良反应为中性粒细胞减少（15，26%），低磷血症（11，19%），血小板减少（8，14%），丙氨酸转氨酶升高（4，7%），腹泻（4，7%）和上呼吸道感染（4，7%）。

4. 主要结论

研究结果表明，对于复发、复发难治性多发性骨髓瘤患者，20 mg Panobinostat 与 VTd 方案联用是一种有效且耐受性良好的四药疗法。该疗法可达较高缓解率，早期治疗患者比晚期复发患者的疗效更好。

研究设计解读

本研究为多中心、开放标签、Ⅰ/Ⅱ 期试验。Ⅰ 期剂量递增阶段采用 Rolling six 设计确定最大耐受剂量和推荐剂量。Ⅱ 期剂量扩展阶段采用 Fleming-A'Hern 单阶段设计，在 Ⅰ 期确定的推荐剂量下探索疗效和进一步确证安全性。

1. Rolling six 设计

（1）设计原理

Rolling six 设计允许 2～6 个受试者同时进入到一个剂量水平。根据当前在研且可评估数据的受试者数量、发生剂量限制毒性（DLT）的受试者数量以及在新受试者入组时处于发展为 DLT 风险下的受试者数量来决定新受试者的剂量水平。

（2）具体步骤

一组（3 名）受试者进入某一剂量水平，当这 3 名受试者安全性数据可评估且 0 人经历 DLT 时，可招募第 4 名受试者可进入下一个剂量水平。当前 3 名受试者中至少 1 人安全性数据未随访到或有 1 人经历 DLT 时，招募第 4 名受试者仍进入当前剂量水平。同样，如果前 4 名（5 名）受试者中至少 1 人安全性数据未随访到或有 1 人经历 DLT，则可以继续招募第 5 名（第 6 名）受试者。如果前 3 名受试者中观察到 2 个 DLT 则下调一个剂量组，第 4 名受试者进入前一个剂量水平。Rolling six 设计规定在同一个剂量水平下发生 2 个 DLT 则剂量下调，新受试者即进入前一个低剂量组，如果此时在该剂量水平下已达到 6 名受试者则试验终止，将该剂量水平定为 MTD。具体步骤见表 6-2-1。

表 6-2-1　Rolling six 设计剂量递增规则

剂量组 i 受试者数	剂量组 i 发生 DLT 的受试者数	剂量组 i 尚未完成安全性 信息收集的受试者数	剂量决策
1	–	–	剂量组 i 继续入组
2	0	–	剂量组 i 继续入组
	1	–	剂量组 i 继续入组
	2	–	下调至剂量组（i−1）
3	0	0	爬坡至剂量组（i+1）
	1	–	剂量组 i 继续入组
	≥2	–	下调至剂量组（i−1）
4	0	0	爬坡至剂量组（i+1）
	1	–	剂量组 i 继续入组
	≥2	–	下调至剂量组（i−1）
5	0	0	爬坡至剂量组（i+1）
	1	–	剂量组 i 继续入组
	≥2	–	下调至剂量组（i−1）
6	0	1	爬坡至剂量组（i+1）
	≤1	0	爬坡至剂量组（i+1）
	≥2	–	下调至剂量组（i−1）

（3）Rolling six 设计与传统 3 + 3 设计对比

最初开发 3 + 3 设计的主要原因是保证受试者安全，故尽量限制暴露于潜在毒性或致死剂量下的受试者人数。传统的 3 + 3 剂量爬坡设计规定，初始剂量水平下纳入 3 名受试者，如果这 3 名受试者均未经历 DLT，则随后的 3 名受试者将进入第 2 个剂量水平。如果 3 名受试者中 1 人经历 DLT，则在该剂量水平下需再入组 3 名受试者。如果 3 + 3 名受试者中仍只有 1 名观察到 DLT，则第 3 个剂量水平下可入组 3 名受试者。如果 3 + 3 名受试者中有 2 名观察到 DLT，则该剂量水平为最大耐受剂量（MTD）。如果在 3 + 3 名受试者中有超过 2 名观察到 DLT，则该剂量水平已超过 MTD，并在前一个较低剂量水平下再入组 3 名受试者（最多不超过 6 名）。在 3 + 3 设计实施期间，需经历多次暂停入组，试验进程相对较长，一些符合纳排标准的受试者不能入组接受治疗，所以有学者提出了一种在保证剂量范围相对安全的前提下，尽量减少暂停次数，以便提高试验效率的设计方法——Rolling six 设计。

该设计方法最早在儿科试验中产生。儿科Ⅰ期试验通常在成人Ⅰ期药物临床试验之后，潜在剂量范围也远远低于成人剂量，因此儿科Ⅰ期试验的整体安全性较好。但合格的儿科患者人数有限、儿科癌症新药研发项目较少等原因也导致儿科新药的研发周期普遍长于成人新药。传统 3 + 3 设计规定每个剂量水平下进入 3 例受试者后随即暂停该剂量水平下的入组，直到其中一名受试者的安全性数据无法评估（多因疾病早期进展）时，该剂量水平可重新向单个受试者开放。由此可见采用 3 + 3 设计的Ⅰ期试验所需时长主要由患者入组时间、无效患者替换时间、观察 DLT 时间、安全性数据提交和审查时间有关。相比于 3 + 3 设计，Rolling six 设计最大的优势在于缩短试验所需时间，在每一剂量水平下满 6 名受试者时才暂停下一个受试者入组，因此在 Rolling six 设计中暂停入组的次数显著减少，并且提高了合格患者的入组机会。

2. Fleming-A'Hern 单阶段设计

（1）设计原理

Fleming-A'Hern 单阶段设计是Ⅱ期临床试验最简单的设计方法，常用于探索性研究。其原理为当样本量为 N 时，若 N 个受试者中，试验药物对 ≤r 个受试者有效，试验可因药物无效终止。单阶段设计相比于多阶段设计，更多的受试者接受无效治疗的可能性增大。

检验假设为：H_0：$\pi \leq \pi_0$；H_1：$\pi \geq \pi_1$（$\pi_0 < \pi_1$）。

π 为试验药物实际有效率，π_0 为试验药物最大无效界值，当 $\pi \leq \pi_0$ 认为试验药物无效，π_1 为试验药物最小有效界值，当 $\pi \geq \pi_1$ 认为试验药物有效。

（2）样本量估算

Fleming-A'Hern Ⅱ期试验单阶段设计样本量是根据二项分布的确切概率法来计算的。二项分布函数 B（r；n，π）的含义为：N 例受试者中至多有 r 例对试验药物有效的累积概率，也就是试验终止概率。N，r 的估计需要满足当试验药物有效率为 π_0 时，试验终止概率 B（r；n，$\pi 0$）≥1 - α；当试验药物有效率为 π_1 时，试验终止概率 B（r；n，π_1）≤β，实际操作可借助样本量计算软件完成。

第三节　一般剂量递增设计

除了前文述及的 3 + 3 设计、Rolling six 设计等，针对特殊的或新型的治疗方式，研究者也可根据治疗方式的特点制订相适应的剂量递增方法以探讨其有效性和安全性。

案例：AAV5-Factor Ⅷ 基因治疗技术治疗重度血友病 A

一、背景与试验目的

A 型血友病是一种 X 染色体上编码凝血因子Ⅷ相关基因突变所引起的出血性疾病。重度血友病 A 患者容易发生关节、软组织自发性或诱发性出血，导致疼痛性致残性关节炎，不仅严重影响生活治疗，也增加了颅内出血和早期死亡的风险。血友病 A 患者可预防性静脉注射Ⅷ因子，也可在出血发生时接受外源性Ⅷ因子，但Ⅷ因子半衰期相对较短，患者多面临频繁输注。既往研究证明，载体介导的基因疗法已成功纠正多种遗传性疾病的基因缺陷。对于男性重度血友病 B 患者，单次输注表达人Ⅸ因子转基因腺相关病毒（AAV）载体可达到 3 年的临床改善。但是由于 AAV 载体在Ⅷ因子编码序列中表达效率低下，致使 AAV 载体在血友病 A 基因治疗中存在一定困难。

AAV5-hFⅧ-SQ 是一种 AAV 血清型 5 载体，小鼠和灵长类动物模型注射 AAV5-hFⅧ-SQ 后，Ⅷ因子表达随 AAV5-hFⅧ-SQ 剂量升高而上升，但在人体中的疗效和安全性仍未可知。因此，基于前期动物实验证据，该研究旨在探索Ⅷ因子基因治疗在重度血友病 A 患者中的最优剂量和安全性结果。

二、试验方案

1. 研究设计

单臂 Ⅰ、Ⅱ期剂量递增设计

2. 研究对象

重度血友病 A 的成年患者，治疗前 150 天内无外源性Ⅷ因子暴露；进入研究前的 12 个月内至少发生 12 次出血事件。

3. 治疗方法

2015 年 9 月到 2016 年 4 月，9 名受试者依次接受了单一剂量 AAV5-hFⅧ-SQ 输注。低剂量组（1 例）：6×10^{12} μg/kg；中剂量组（1 例）：2×10^{13} μg/kg；高剂量组（7 例）：6×10^{13} μg/kg。每个剂量组至多容纳 4 例受试者，在首位受试者输注后，评估安全性和第 3 周Ⅷ因子活性水平，若安全性良好但活性低于 5 IU/dL，则可以递增至下一个剂量组；若安全性良好且活性高于 5 IU/dL，则该剂量组再入组 3 例受试者。基因治疗期间若发生出血，允许受试者自行选择Ⅷ因子治疗。

4. 评价指标

主要结局为基因治疗的安全性。主要疗效指标是基因治疗后第 16 周Ⅷ因子活性水平达 5 IU/dL。次要疗效指标是出血发生的次数和使用Ⅷ因子的频率。其他测量指标包括抗 AAV5 衣壳的总抗体水平，载体脱落以及对Ⅷ因子转基因产物和 AAV 衣壳蛋白的细胞免疫反应。

5. 主要统计分析方法

描述性分析部分，连续型变量用均值（标准差）、中位数、四分位数间距表示；分类变量用计数和百分比表示。采用箱式图描述治疗 4 周内Ⅷ因子活性水平，在高剂量组进行Ⅷ因子活性水平的回归分析。使用病历、日记和与受试者访谈来采集出血发作的频率和外源性Ⅷ因子使用情况。

三、主要结果与结论

1. 受试者特征（表 6-3-1）

表 6-3-1 受试者特征

特征	低剂量 受试者 1	中剂量 受试者 2	高剂量组						
			受试者 3	受试者 4	受试者 5	受试者 6	受试者 7	受试者 8	受试者 9
年龄	25	43	32	23	28	30	30	28	42
体重	71	103	89	60	70	81	86	72	77
基因突变	Intron 22 inversion	Intron 22 inversion	Intron 22 inversion	Single nucleotide duplication	2-bp deletion	Nonsense mutation（A2）	Missense mutation（A2）	Splice-site mutation（intron 2）	Single nucleotide duplication
Ⅷ因子使用									
治疗类别	预防性	预防性	预防性	按需	预防性	预防性	预防性	预防性	预防性
既往一年用量（IU/kg/year）	3792	3029	4218	833	5460	5903	3634	5112	6373
年出血次数	2	3	9	Null	1	24	40	24	0
基因治疗后									
Ⅷ因子活性水平									
第 20 周	NA	2	72	219	237	12	142	36	109
第 52 周	NA	2	100	76	164	19	141	77	77
Ⅷ因子活性水平达 5 IU/dL 的时间	NA	NA	4	2	6	9	2	2	2

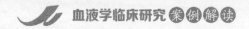

续表

特征	低剂量	中剂量	高剂量组						
	受试者1	受试者2	受试者3	受试者4	受试者5	受试者6	受试者7	受试者8	受试者9
Ⅷ因子活性水平超过5 IU/dL后的年出血次数	NA	NA	0	1	0	3.5	0	0	0
Ⅷ因子使用（IU/kg/year）	3461	366	33	81	139	676	89	40	0

2. 安全性结果

报告的不良事件包括丙氨酸转氨酶水平升高、关节痛、背痛、天门冬氨酸氨基转移酶水平升高、疲劳和咳嗽。

3. 有效性结果（图6-3-1）

低剂量组：受试者1第54周的Ⅷ因子活性水平仍低于1 IU/dL。既往该受试者平均每年输注95次Ⅷ因子（3792 IU/kg/year），基因治疗后每年输注123次（3461 IU/kg/year）。该名受试者在第16周后重新采用外源性Ⅷ因子预防性治疗。

中剂量组：受试者2在第54周时具有稳定但较低的Ⅷ因子活性水平（1～3 IU/dL），因此终止了Ⅷ因子预防性治疗。基因治疗后，该受试者的Ⅷ因子输注从研究前的每年104次减少到每年14次，输注量从3029 IU/kg/year减少到366 IU/kg/year，但年出血次数从3次增加到11次，故该受试者继续选择按需治疗。

高剂量组：7例受试者的Ⅷ因子活性水平逐渐升高，在第20至24周时达到或高于生理水平且保持平稳。在第16周，所有受试者的Ⅷ因子活性水平均超过5 IU/dL；第20周后，6名受试者的Ⅷ因子活性水平始终高于50 IU/dL；在第52周，Ⅷ因子活性水平中位数为77 IU/dL［19～164；均值（±标准差）：93±48］。研究前接受过Ⅷ因子预防治疗的6名受试者，年平均出血次数从16次降至每年1次。Ⅷ因子年均使用量从研究前的每年138次输注降至每年2次输注。Ⅷ因子输注量从5286 IU/kg/year降至65 IU/kg/year。先前接受Ⅷ因子按需治疗的一例受试者，Ⅷ因子输注量从研究前的833 IU/kg/year降至81 IU/kg/year。

4. 免疫学结果

基因治疗后第8周，所有受试者均产生了AAV5衣壳特异性抗体，但根据干扰素-γ酶联免疫斑点法（ELISPOT）测定结果，未检测到针对AAV5衣壳肽的特异性细胞免疫应答。根据Nijmegen-Bethesda分析结果，无受试者出现Ⅷ因子抑制剂阳性。

5. 载体脱落

通过PCR测定法检测受试者输注后72小时内血液、精液、唾液、尿液和粪便中的

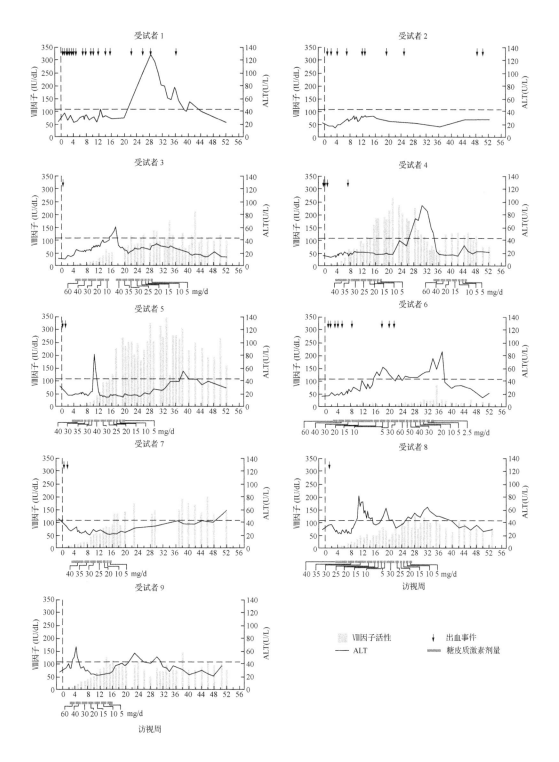

图6-3-1　受试者Ⅷ因子活性水平、出血事件、丙氨酸氨基转移酶（ALT）水平和糖皮质激素使用情况

载体 DNA。在整个研究期间，所有样本的残留载体 DNA 数量减少。中低剂量组的两名受试者，清除速度最快的是尿液（5 周和 11 周）和精液（11 周和 13 周）。高剂量组在第 52 周时，全部受试者的血液样本中都检测出残留载体 DNA 且均超出定量限。清除速度最快的生物液是尿液（6~28 周）。

6. 主要结论

高剂量组中的 6 名受试者在输注 AAV5-hFⅧ-SQ 后的一年内Ⅷ因子活性水平维持正常，且出血情况得到良好控制，Ⅷ因子使用频率大幅降低。

研究设计解读

该研究是一项 AAV5-hFⅧ-SQ 首次人体、开放标签、剂量递增试验，采用的是基于规则的剂量递增设计方法。起始剂量是根据前期动物实验结果确定的，共设置 6E 12 μg/kg、2E 13 μg/kg、6E 13 μg/kg 三个剂量组，剂量递增的依据是前一剂量组的受试者第 3 周Ⅷ活性水平未及 5 IU/dL 和其他安全性事件报告，具体规则见图 6-3-2。

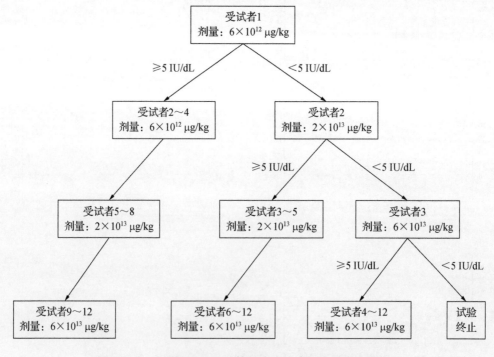

图 6-3-2　AAV5-FactorⅧ基因治疗技术治疗重度血友病 A

该研究采用的剂量递增方法不同于传统 3 + 3 设计，这可能是由基因治疗技术的特殊性决定的，通过前期动物实验数据设置相对安全有效的剂量组，重点关注安全性事件和Ⅷ因子活性水平，并以此作为剂量递增的依据。

第四节　单组目标值设计

尽管对照是临床试验设计的重要原则之一，但少数临床试验可能会出于罕见病病例数较少、伦理学考量或临床操作可行性等原因无法设置同期对照，这种情况下，可采用单组设计作为替代方法。单组设计的实质就是将主要评价指标的试验结果与现有临床数据进行比较，以评价药物的有效性和安全性。由于这类设计方法规定了用以考察试验结果是否具有临床意义的理论值，故又称单组目标值设计。

案例：伊布替尼联合 Venetoclax 治疗套细胞淋巴瘤

一、背景与试验目的

套细胞淋巴瘤中位生存期一般为 3 ~ 6 年。无其他合并症的年轻患者通常于强化化疗后行自体造血干细胞移植，老年患者或其他具有合并症的患者的治疗方式通常为化疗和后期利妥昔单抗维持治疗。目前，针对化疗耐药的患者尚无有效的治疗手段。

伊布替尼和 Venetoclax（ABT-199）是现阶段治疗慢性淋巴细胞白血病和套细胞淋巴瘤的两种靶向药物。伊布替尼是 Bruton 酪氨酸激酶（BTK）的不可逆抑制剂，一项 II 期研究显示，伊布替尼在复发/难治性套细胞淋巴瘤患者中的总体缓解率为 68%，完全缓解率为 21%，中位无进展生存期为 13.9 个月。III 期试验报告的伊布替尼总体缓解率为 72%，完全缓解率为 19%，中位无进展生存期为 14.6 个月。Venetoclax 作为 Bcl-2 抑制剂，可特异性抑制抗凋亡 B 细胞淋巴瘤 – 2（Bcl-2）蛋白，诱导肿瘤细胞凋亡。I 期试验中，Venetoclax 单药对高表达 Bcl-2 蛋白的慢性淋巴细胞白血病和套细胞淋巴瘤均显示出较高活性，在复发/难治性套细胞淋巴瘤患者中总体缓解率为 75%，完全缓解率为 21%，中位无进展生存期为 14 个月。

伊布替尼和 Venetoclax 对肿瘤细胞的作用途径不同，临床前模型表明伊布替尼对 BTK 抑制与 Venetoclax 对 Bcl-2 抑制具有协同性，并且显示出较小的重叠毒性，因此可以考虑伊布替尼联合 Venetoclax 以提高临床疗效。

二、试验方案

1. 研究设计

开放标签，单臂，Ⅱ期试验。

2. 研究对象

入组标准：ECOG≤2，骨髓功能正常，绝对中性粒细胞计数≥750/μL（允许使用生长因子），血小板≥50 000/mm³或骨髓浸润后血小板≥30 000/mm³，肝肾功能正常。

排除标准：既往6个月内接受过异体造血干细胞移植，患有自身免疫性血细胞减少症且症状未得到有效控制，既往接受过BTK抑制剂治疗，中枢神经系统侵犯，主要脏器功能不全，患有其他癌症或目前有感染。

3. 治疗方法

前4周开始以伊布替尼单药治疗，口服剂量为每天560 mg。然后，在第5周内按照给药时间表引入Venetoclax，开始剂量为每天口服50 mg，然后逐步增加至每天100 mg，200 mg，最后增加至400 mg。若16周后未达到完全缓解，则提高至每天800 mg。联合治疗持续到疾病进展或出现严重不良事件。

4. 评价指标

主要结局指标为套细胞淋巴瘤受试者经伊布替尼联合Venetoclax治疗16周后的完全缓解率。次要结局指标为4、16、28、40、56周联合治疗的总体缓解率，骨髓微小残留症，无进展生存期，总生存期，缓解持续时间。

5. 样本量估计

已知伊布替尼单药治疗16周的完全缓解率为9%，假设伊布替尼联合Venetoclax治疗16周至少能达到30%的完全缓解率，规定单侧$\alpha=0.05$，利用二项分布确切概率法计算得样本量为24例，可达81%的检验功效，在单侧$\alpha=0.05$条件下拒绝零假设，证明在套细胞淋巴瘤患者中，伊布替尼联合Venetoclax治疗优于目前伊布替尼单药治疗。

6. 主要统计分析方法

单臂试验不涉及组间比较。一般描述性统计评估总体缓解率、完全缓解率、骨髓微小残留和安全性结果。Kaplan-Meier生存曲线用以描述缓解持续时间、无进展生存期、总生存期。

三、主要结果与结论

1. 基线特征

共计24位受试者，其中23例为复发/难治性套细胞淋巴瘤患者，1例为未经治疗的套细胞淋巴瘤患者。中位年龄为68岁（47~81岁）。约半数患者具有 TP53 突变，25%的患者在CARD11、BIRC3、TRAF2中存在NF-κB通路突变。

受试者接受试验治疗的中位时间为 14.4 个月（0.7~25.0 个月），中位随访时间为 15.9 个月（1.4~26.2 个月）。2 例受试者分别因伊布替尼单药治疗期内疾病进展迅速和致命性感染而未接受 Venetoclax 治疗。8 例受试者中止治疗（6 例疾病进展；2 例非疾病进展性死亡）。

2. 有效性结果

主要结局指标：不包括 PET 评估的 16 周完全缓解率为 42%（95% CI：22%~63%），历史对照伊布替尼单药治疗 16 周的完全缓解率为 9%（P < 0.001）。经 PET 评估，16 周总体缓解率为 71%（95% CI：49%~87%），完全缓解率为 62%，部分缓解率为 8%。经流式细胞仪评估，16 例受试者（67%）MRD 阴性，经 ASO-PCR 评估 9 例受试者（38%）MRD 阴性。中位持续缓解时间未及。

中位随访期为 15.9 个月。中位无进展生存期未及，12 个月时无进展生存率为 75%（95% CI：60%~94%），18 个月时无进展生存率为 57%（95% CI：40%~82%）。8 例受试者出现疾病进展（5 例治疗无效，3 例完全缓解后复发）。12 个月时总体生存率为 79%（95% CI：64%~97%），18 个月时总体生存率为 74%（95% CI：57%~95%）。

3. 安全性结果

治疗期间最常见的不良反应为胃肠道症状（腹泻：83%，恶心或呕吐：71%，胃食管反流：38%）。其他常见的不良反应为疲劳（75%）、出血、淤伤（54%）、肌肉骨骼或结缔组织疼痛（50%）、咳嗽或呼吸困难（46%）、软组织感染（42%）、上呼吸道感染（42%）、中性粒细胞减少症（33%）和下呼吸道感染（33%）。14 例受试者（58%）出现严重不良事件。引入 Venetoclax 50 mg 起始剂量后 15 例受试者中有 2 例发生了肿瘤溶解综合征，因此，方案将 Venetoclax 的起始剂量降低至每天 20 mg，随后未观察到肿瘤溶解综合征。

4. 主要结论

该试验使用历史对照数据，试验结果表明伊布替尼联合 Venetoclax 治疗套细胞淋巴瘤显示出实质性疗效，且该联合治疗方案耐受性良好。优于目前报道的伊布替尼单药治疗疗效。

研究设计解读

1. 设计原理

单组目标值法又称单臂试验，即在试验中只设置一个干预组，不设置传统意义上的对照组。但单臂试验并非真的没有参照对象，它是将试验结果与预先规定的疗效标准进行统计学比较，评价药物的有效性。

我们把在设计阶段确定的疗效标准称为目标值，目标值多来自于专家共识及历史文献资料。通过查阅历史文献获取目标值就是在给试验的干预组设置历史对照，当我们选择历史对照时需充分考虑适应证、诊断标准、研究对象特征、病情程度、干预方式等方面是否与当前试验方案相似或保持一致，这是保证历史对照与干预组之间可比性的重要前提。本案例选择了 2013 年 Rule S 等人发表在 *Haematologica* 的 PCYC-1104-CA 研究作为历史对照，取 PCYC-1104-CA 研究主要结局指标伊布替尼单药治疗 16 周未经 PET 检查评估的完全缓解率 $\pi_0 = 9\%$ 作为目标值。规定本案例中伊布替尼联合 Venetoclax 治疗 16 周未经 PET 检查评估的完全缓解率为 π，假设 π 可达 30% 以上，则在单侧 $\alpha = 0.05$ 条件下，可证明伊布替尼联合 Venetoclax 疗效优于伊布替尼单药。

2. 检验假设

单组目标值法的假设检验为单侧检验。主要评价指标可分为高优指标和低优指标。高优指标为结局指标与目标值相比越高越好，如有效率；低优指标为结局指标与目标值相比越低越好，如死亡率。

高优指标的检验假设：H_0：$\pi \leqslant \pi_0$；H_1：$\pi > \pi_0$。

低优指标的检验假设：H_0：$\pi \geqslant \pi_0$；H_1：$\pi < \pi_0$。

3. 样本量估算

所需参数：α、$1 - \beta$、π_0、π，π_0 为目标值，可通过参考历史文献信息确定，如本例参考了 PCYC-1104-CA 研究，取完全缓解率 $\pi_0 = 9\%$。π 为假设试验研究药物所能达到的总体率值。如本例假设联合治疗能达到的完全缓解率 $\pi = 30\%$。当 π_0 和 π 不接近 0 或 100%，一般在 10% ~ 90% 范围内时，可使用正态近似法计算样本量。公式为：

$$N = \frac{\left[Z_{1-\alpha} \sqrt{\pi_0(1-\pi_0)} + Z_{1-\beta} \sqrt{\pi(1-\pi)} \right]^2}{(\pi_0 - \pi)^2}$$。当 π_0 或 π 接近 0 或 100% 时，通常使用二项分布确切概率法计算样本量。本例 $\pi_0 = 9\%$，因此使用二项分布确切概率法计算，该方法由于较为复杂，故一般应用专业样本量估算软件，本案例中规定单侧 $\alpha = 0.05$，$1 - \beta = 0.2$，利用二项分布确切概率法计算得样本量为 24 例。

4. 统计分析

单组目标值研究所得出的试验药物结局指标应与目标值进行统计学比较。当 π_0 和 π 不接近 0 或 100%，且样本量 $\geqslant 50$ 时，采用正态近似检验。当 π_0 或 π 接近 0 或 100% 时，采用确切概率法。此外，可将试验药物结局指标的置信区间与目标值进行比较，当结局指标为高优指标时，结局指标 $(1-2\alpha)\%$ 双侧置信区间下限高于目标值，认为试验药物有效，当结局指标为低优指标时，结局指标 $(1-2\alpha)\%$ 双侧置信区间上限低于目标值，认为试验药物有效。常用的置信区间估计方法主要有 Clopper-Pearson 置信区间计算法、Miettinen 确切估计法、Wilson 计分区间法。

5. 单组目标值法适用范围及注意事项

（1）适用范围

随机对照试验是临床试验设计的金标准，但仍有一部分临床试验出于伦理学考量不能实施安慰剂对照，或因罕见病病例数较少等原因无法进行随机区组和设置同期对照。因此单组目标值法可作为一种替代策略，多被用于早期探索性试验，为新药研发、新治疗方案的探索提供依据。

（2）外部对照与目标值的选择

单组目标值法的关键在于目标值的选择。目标值应在试验方案设计过程中就确定好，一旦试验启动就不能更改。确定目标值的第一步是寻找合适的外部对照，外部对照通常来自不同时期接受过类似干预组治疗方法或常规标准治疗方法的患者群体，也可能来自同一时期其他试验条件下的患者群体。确定目标值的第二步是分析外部对照与本试验干预组是否可比，由于外部对照与试验受试者的源人群不同，二者的人口学特征、病情严重程度、疾病诊断标准与分型分期、入排标准、结局指标测量方法等方面可能存在较大差异，另外，还包括其他未知但重要的预后影响因素不能通过常规随机化方法进行平衡，多种混杂因素的引入既影响了外部对照与试验干预组的可比性，也对试验结果的解释造成了一定困难。因此我们在选择外部对照时应充分考虑历史文献中上述因素与当前试验条件是否一致，当历史对照与本次试验的时间跨度较大，现阶段的疾病诊断方法、疾病分型分期标准、结局指标测量技术等方面已经发生变化，难以保证历史对照与干预组的试验条件一致时，需在方案设计、统计分析过程中考虑到这些因素对试验结果的影响，解释试验结果时也需谨慎。

（3）受试者选择

由于单组试验缺乏同期对照，因此偏倚控制效果非常有限，这时客观公正地设置入排标准和选择受试者就显得尤为重要，单组试验的样本需充分代表目标患者群体的特征分布，不应以提高试验有效率为目的，刻意选择病情较轻的患者或剔除病情较重的患者。

（4）主要结局指标的设置

主要结局指标应采用客观指标，客观指标不受研究者及受试者主观因素影响，对提高外部对照与试验干预组之间可比性和试验的可重复性有一定帮助。

第五节 单组二阶段设计

在早期临床试验阶段，研究者通常希望尽快观察到药物疗效数据，当发现数据结果支持试验药物无效时能够尽早终止试验，避免更多受试者接受无效治疗，节省试验资源；对于罕见病、严重威胁生命且无有效治疗手段的疾病，研究者所获得的样本量极为有限，无法设置对照组时也可采用单组多阶段设计方法，在这种条件下，尽管没有设置优质的同期对照进行组间比较，单组试验结果仍具有较高的证据强度。

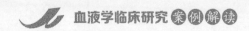

案例：维布妥昔单抗联合苯达莫司汀治疗复发难治性霍奇金淋巴瘤

一、背景与试验目的

霍奇金淋巴瘤和间变性大 T 细胞淋巴瘤为 CD30 高表达的淋巴瘤亚型。靶向 CD30 的维布妥昔单抗已被批准用于不适于自体造血干细胞移植、移植后复发或接受过两种及以上多药化疗方案的复发/难治性霍奇金淋巴瘤患者。一项Ⅱ期试验中，102 例使用维布妥昔单抗单药治疗的霍奇金淋巴瘤患者中有 76 例（75%）患者达到缓解，其中有 35 例（32%）达到完全缓解。中位无进展生存期为 5.6 个月，达到完全缓解患者的中位无进展生存期为 21.7 个月。维布妥昔单抗也已被批准用于复发/难治性间变性大 T 细胞淋巴瘤的患者。一项间变性大 T 细胞淋巴瘤Ⅱ期试验显示，58 例患者中有 50 例（86%）达到缓解，其中 33 例（57%）达到完全缓解。中位无进展生存期为 13.3 个月，达到完全缓解的患者中位无进展生存期为 14.6 个月。维布妥昔单药治疗的主要缺点在于获得部分缓解的患者的无进展生存期并未出现显著改善。苯达莫司汀是一种双功能基烷化剂。在一项苯达莫司汀单药治疗 34 例复发/难治性霍奇金淋巴瘤患者的Ⅱ期试验中，19 例（53%）受试者获得缓解，其中 12 例（33%）达到完全缓解。中位无进展生存期为 5.2 个月。

由于自体造血干细胞移植前是否完全缓解是决定复发难治性患者预后的关键因素，该试验希望通过维布妥昔单抗和苯达莫司汀联用提高完全缓解患者的比例，延长缓解时间，从而改善无进展生存期。其次，与标准铂类药挽救性化疗方案如 ICE（异环磷酰胺，卡铂，依托泊苷）、DHAP（顺铂，阿糖胞苷，地塞米松），或基于吉西他滨方案如 GND（吉西他滨，长春瑞滨，阿霉素）、GEMOX（吉西他滨，奥沙利铂）、GDP（吉西他滨，地塞米松，顺铂）、IGEV（异环磷酰胺，吉西他滨，依托泊苷，长春新碱）、BeGEV（苯达莫司汀，吉西他滨，依托泊苷，长春新碱）相比，维布妥昔单抗联和苯达莫司汀的毒性较低，并且可减轻由于住院带给患者的经济负担。

因此该研究在复发/难治性霍奇金淋巴瘤和间变性大 T 细胞淋巴瘤患者中进行了维布妥昔联合苯达莫司汀的Ⅰ、Ⅱ期临床试验，目的在于探索该联合方案适宜的剂量范围、有效性、安全性。

二、试验方案

1. 研究设计

开放标签，单臂，Ⅰ、Ⅱ期，在该案例中我们主要关注Ⅱ期设计方法——二阶段设计。

2. 研究对象

入组标准：年龄≥18 岁，复发或难治性霍奇金淋巴瘤或间变性大 T 细胞淋巴瘤患者，CD30 阳性，先前至少经一种多药化疗方案进行治疗（包括自体造血干细胞移植或异体造血干细胞移植后复发患者）；ECOG≤2 分；肾功能正常；肝功能正常；中性粒细胞 >1000/μL；血小板计数 >50 000/μL；签署知情同意。

排除标准：先前经维布妥昔联合苯达莫司汀治疗；试验药物首剂前 3 个月内接受过维布妥昔或苯达莫司汀单药治疗；先前经维布妥昔或苯达莫司汀单药治疗的前 3 个疗程中出现疾病进展；入组前 3 周接受过其他抗肿瘤治疗；患有脑或脑膜疾病；活动性恶性肿瘤（非黑色素瘤皮肤癌和子宫颈原位癌除外）；3 级及以上神经疾病；HIV；甲肝；乙肝；丙肝。

3. 治疗方法

Ⅱ期治疗方式为维布妥昔单抗 1.8 mg/kg，苯达莫司汀 90 mg/m²。

4. 评价指标

Ⅱ期主要评价指标为联合治疗后，复发/难治性霍奇金淋巴瘤和间变性大 T 淋巴瘤的总缓解率、缓解持续时间、无进展生存期、总生存期，以及安全性与耐受性。

5. 样本量估计

Simon 二阶段最小最大设计。根据文献信息估计缓解率。

零假设 H_0：完全缓解率或血细胞计数不完全恢复下完全缓解率≤50%。

备择假设 H_1：完全缓解率或血细胞计数不完全恢复下完全缓解率为≥75%。

单侧 $\alpha = 0.05$，$\beta = 0.94$。

查表法得总样本量为 37，第一阶段 19，第二阶段 37（第一阶段 19 + 第二阶段纳入 18）。

无效停止界限：一阶段≤9 名患者缓解。

如果在研究结束时至少观察到 24 例患者缓解，则认为联合疗法有效。

6. 主要统计分析方法

单臂试验不涉及组间比较。一般描述性统计评估缓解率和安全性数据、绘制 Kaplan-Meier 生存曲线估计缓解持续时间、无进展生存期和总生存期。

三、主要结果与结论

1. 基线特征（表 6-5-1）

表 6-5-1 基线特征

	第一阶段（$n = 28$）	第二阶段（$n = 37$）
年龄，中位数（岁）	38（25 ~ 70）	34（18 ~ 72）
男性	18（64%）	23（62%）

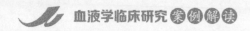

续表

	第一阶段 （n = 28）	第二阶段 （n = 37）
疾病分类		
霍奇金淋巴瘤	27 （96%）	37 （100%）
肿瘤大 T 细胞淋巴瘤	1 （4%）	0

2. 有效性结果

Ⅱ期有效性结果显示，37 例受试者接受的中位疗程数为 5 个，有 29 例（78%）获得缓解，中位缓解持续时间为 3.95 个月。Ⅰ期中位无进展生存期为 7.5 个月，中位总生存期为 43.3 个月，Ⅱ期中位无进展生存期和中位总生存期均未及。

3. 安全性结果

Ⅱ期中，3、4 级毒性反应主要为中性粒细胞减少和肺部感染。有 5 例受试者发生 3 级肺部感染，Ⅰ期 13 例发生 3、4 级中性粒细胞减少。2 例受试者由于药物毒性作用终止用药。试验过程中尚未发生与治疗有关的死亡或因不良事件导致的死亡。

4. 主要结论

Ⅱ期中有 78% 的受试者获得缓解，近半数复发/难治性霍奇金淋巴瘤受试者达到完全缓解。相比于自体造血干细胞移植前常规挽救治疗方案，该联合治疗具有明显的疗效优势且毒性低，耐受性良好，可作为二线治疗的一种选择，但仍需进一步随机对照试验进行验证。

研究设计解读

该研究设计为单臂，Ⅰ、Ⅱ期，该案例着重分析Ⅱ期设计方法——Simon 二阶段最小最大设计。

1. 二阶段设计

（1）设计原理

假定某单臂二阶段设计的临床试验结局变量为"有效/无效"。用 n1、n2 表示两个阶段入组的受试者数，总样本量 N = n1 + n2，定义为未出现早期终止，完成的全部样本量。r1 为第一阶段试验终止的临界受试者数。

第一阶段样本量为 n1，若 n1 个受试者中有 ≤r1 个受试者有效，则试验终止，如果超过 r1 个受试者有效，则试验进入第二阶段。

第二阶段中 n2 个受试者入组，第二阶段样本量为 N = n1 + n2，若两个阶段共（n1 + n2）个受试者中有 ≤r 个受试者有效，则试验终止，如果超过 r 个受试者有效，则判断为试验药物有效。

（2）二阶段设计的检验假设

H_0：$\pi \leq \pi_0$；H_1：$\pi \geq \pi_1$（$\pi_0 < \pi_1$）。π 为试验药物实际有效率，π_0 为试验药物最大无效界值，当 $\pi \leq \pi_0$ 认为试验药物无效；π_1 为试验药物最小有效界值，当 $\pi \geq \pi_1$ 认为试验药物有效。

2. 二阶段设计方法分类

（1）Simon 法

Simon 法是从 Gehan 法基础上发展起来的一种二阶段设计方法，是目前应用最为广泛的二阶段设计方法之一，分为最优化设计和最小最大设计。

Simon 最优化设计和最小最大设计原理相同，可参见表 6-5-2。二者的主要区别在于样本量的选择不同。Simon 法在计算样本量时需要提前设定一个样本含量 N_{user} 下限，一般大于 $\bar{\pi}(1-\bar{\pi})\left[\dfrac{Z_{1-\partial}+Z_{1-\beta}}{\pi_1-\pi_0}\right]$，$\bar{\pi}=\dfrac{\pi_1+\pi_0}{2}$，通过查找文献或临床前研究确定界值 π_0、π_1，规定检验水准 α 和检验效能 $1-\beta$。

在同一 π_0、π_1、α、β 条件下，满足当 $\pi \leq \pi_0$ 时，试验终止概率 $\geq 1-\alpha$，当 $\pi \geq \pi_0$ 时，试验终止概率 $\leq \beta$ 的（N，n1，r1，r）有多个，每个（N，n1，r1，r）都有相对应的期望样本量（EN），期望样本量是指考虑了试验早期终止概率的重复试验所需要的平均样本量。最优化设计是选取期 EN 最小的（N，n1，r1，r）组合，最小最大设计是选取总样本量 N 最小的（N，n1，r1，r）组合。单臂二阶段的样本量也可通过查表法获得（附表1）。

最优化设计是通过减少第一阶段入组受试者数来降低期望样本量，因此最优化设计第一阶段入组受试者数＜最小最大设计，但第一阶段的受试者不能代表试验全部受试者，所获结果的变异性相对较大，因此当最小最大设计与最优化设计期望样本量相近时，可优先选择最小最大设计，既可降低最大样本量，解决由于入组率低引起的样本量不足，又可缩短试验所需时间（表6-5-2）。

表 6-5-2　最优化设计和最小最大设计比较

	最优化设计	最小最大设计
基本思路	使期望样本量（EN）最小	使总样本量（N）最小
期望样本量	小	大
总样本量	大	小
入组率低时，试验所需时间	长	短
第一阶段所需样本量	小	大
早期试验终止概率	大	小
对试验药物疗效有信心	/	√
对试验药物疗效信心不足	√	/

（2）Gehan 法

基本思路：第一阶段样本量为 n1，若 n1 个受试者中有 0 个受试者有效，则试验终止，只要有 1 个及以上受试者有效，则试验进入第二阶段。第二阶段样本量 n2 取决于第一阶段有效人数和第一阶段有效率标准误。

Gehan 法是较早的二阶段设计方法，但其明显弊端在于第一阶段样本量只取决于试验药物最小有效率 π_0 和假阴性错误 β，且第一阶段有 1 例受试者有效即可进入第二阶段，这相当于设定第一阶段发生假阳性错误的概率 α = 0，没有做到对假阳性错误的控制，不能满足当试验药物实际有效率很低时早期终止试验的目的，虽然该方法可使研究顺利进入第二阶段，但明显不利于受试者，因此目前不推荐采用 Gehan 法。

第六节　单组三阶段设计

单组三阶段设计是单组二阶段设计的延伸，对比于二阶段设计，试验早期终止的可能性更高、总样本量较大，研究者可根据试验药物的潜在疗效和临床经验选择不同的单组多阶段设计方法，本节也为研究者提供了不同设计方法的使用条件，可供参考。

案例：伊布替尼联合 Venetoclax 用于慢性淋巴细胞白血病一线治疗

一、背景与试验目的

伊布替尼是 Bruton 酪氨酸激酶抑制剂，现已被批准为慢性淋巴细胞白血病（CLL）治疗药物。在一项伊布替尼单药Ⅰb～Ⅱ期研究中，既往未经治疗的患者总缓解率为 87%，复发/难治性患者总缓解率为 89%。但多为部分缓解，完全缓解较少。Venetoclax 是 B 细胞淋巴瘤（BCL2）蛋白抑制剂，被批准用于伴染色体 17p 缺失的复发/难治性 CLL。在一项复发/难治性 CLL 患者的Ⅰ期试验中，经 Venetoclax 联合利妥昔单抗治疗的总缓解率为 79%，完全缓解率为 20%。骨髓微小残留病的发生可能引起无进展生存期和总生存期缩短，患者在接受伊布替尼单药治疗后尽管可以达到缓解，但仍不能避免微小残留病，然而经 Venetoclax 治疗的 5% 至 30% 复发/难治性 CLL 患者可达到无骨髓微小残留象。

鉴于临床前期研究表明伊布替尼与 Venetoclax 具有协同作用且毒性作用不重叠，已在套细胞淋巴瘤患者中观察到该用药方案安全有效。因此，该研究旨在探索伊布替尼与 Venetoclax 联合治疗在未经治疗 CLL 患者中的安全性和有效性。

二、试验方案

1. 研究设计

开放标签，单臂，Ⅱ期，Simon 三阶段最优化设计。

2. 研究对象

入组标准：年龄≥18 岁，先前未接受过 CLL 治疗的高危和老年患者；ECOG≤2 分；肾功能正常（肌酐清除率 > 50 mL/min）；肝功能正常；血小板计数 > 20 000/mL 或与疾病相关的血小板计数 < 20 000/mL；签署知情同意。

排除标准：研究药物首剂前 3 周接受过其他治疗；全身性感染；HIV 感染；HBV 感染；HCV 感染；严重的心血管疾病；怀孕或哺乳期；同时使用华法林；接受强 CYP3A 抑制剂或强 CYP3A 诱导剂；食用影响药物的水果；先前经 Venetoclax 或伊布鲁替尼治疗；吸收不良综合征。

3. 治疗方法

伊布替尼单药疗法的目的是降低 Venetoclax 相关的肿瘤溶解综合征的风险。患者接受伊布替尼单药治疗，每天一次 420 mg，持续 3 个周期，每个周期 28 天，然后第 4 个周期添加 Venetoclax，每周一次，将 Venetoclax 的剂量逐步提高至 400 mg 的目标剂量。伊布替尼联合 Venetoclax 共给药 24 个周期。在联合治疗结束后，对骨髓中微小残留病持续阳性的患者继续使用伊布替尼，直到疾病进展或出现不可耐受的毒性作用。

4. 评价指标

主要目的是评估联合治疗对未经治疗 CLL 患者的缓解率和骨髓微小残留，次要目的是评估安全性、无进展生存率和总生存率。

5. 样本量估计

Simon 三阶段最优化设计。根据文献信息估计缓解率。

零假设 H_0：完全缓解率及血细胞计数不完全恢复下完全缓解率≤25% 。

备择假设 H_1：完全缓解率及血细胞计数不完全恢复下完全缓解率为≥50% 。

单侧 $\alpha = 0.018$ ，$\beta = 0.966$ 。

总样本量为 80，第一阶段 16，第二阶段 39（第一阶段 16 + 第二阶段纳入 23），第三阶段 80（第一阶段 16 + 第二阶段纳入 23 + 第三阶段纳入 41）。

无效的停止界限：一阶段≤4 名患者缓解；二阶段≤13 名患者缓解。

一阶段早期终止概率为 40.5% ，二阶段早期终止概率为 91.8% 。如果在研究结束时至少观察到 28 例患者缓解，则认为联合疗法有效。

6. 主要统计分析方法

单臂试验不涉及组间比较。一般描述性统计评估缓解率和安全性数据、Kaplan-Meier 估计无进展生存期和总生存期。

三、主要结果与结论

1. 基线特征

从 2016 年 7 月到 2018 年 6 月,共计 80 位受试者。中位年龄 65 岁(26～83 岁);30% 的受试者年龄在 70 岁以上。83% 的受试者具有未突变 IGHV;18% 的受试者具有 del(17p),14% 的受试者具有 TP53 突变,25% 的受试者具有 del(11q)。在 80 例受试者中,有 5 例在伊布替尼单药治疗阶段退出研究。中位随访时间为 14.8 个月。

2. 有效性结果

在前 3 个伊布替尼单药治疗周期后,多数受试者呈现部分缓解。加入 Venetoclax 后随时间推移,完全缓解、血细胞计数不完全恢复下的完全缓解、缓解且无微小残留病的受试者比例均有所增加。在 80 例受试者中,有 59 例(74%;95% CI:63%～83%)已达到完全缓解或血细胞计数不完全恢复下的完全缓解。联合治疗 6 个周期后,70 例受试者中的 51 例(73%;95% CI:61%～83%)已达到完全缓解或血细胞计数恢复不完全下的完全缓解;70 例受试者中的 28 例(40%;95% CI:28%～52%)缓解后骨髓未检出残留病灶。在联合治疗 12 个周期后,33 例受试者中的 29 例(88%;95% CI:72%～97%)达到完全缓解或血细胞计数恢复不完全下的完全缓解;33 例受试者中的 20 例(61%;95% CI:42%～42%)缓解后未检出骨髓残留病灶。联合治疗 18 个周期后,26 例受试者中的 25 例(96%;95% CI:80%～100%)已达到完全缓解或血细胞计数不完全恢复下的完全缓解,其中有 18 例(69%;95% CI:48%～86%)达到缓解后未检出骨髓残留。3 名受试者完成了 24 个疗程的联合治疗。所有受试者均已达到完全缓解或血细胞计数恢复不完全下的完全缓解,骨髓微小残留病未检出。1 年无进展生存率和总生存率分别为 98%(95% CI:94%～100%)和 99%(95% CI:96%～100%)。无受试者发生 CLL 进展。

65 岁以上的受试者有较高的缓解率。74% 的老年受试者达到完全缓解或血细胞计数不完全恢复下的完全缓解,44% 的老年受试者在 6 个疗程的联合治疗后骨髓中未检出微小残留病。在 12 个联合治疗疗程后,完全缓解或血细胞计数不完全恢复下的完全缓解率上升到 94%,76% 的受试者未检出骨髓微小残留病。在所有高危亚组(IGHV 突变,FISH 突变,TP53 突变,NOTCH1 突变和 SF3B1 突变)中均观察到缓解。

根据肿瘤溶解综合征风险分层:在开始使用伊布替尼时,13% 的受试者为高风险、72% 为中风险、15% 为低风险。在开始使用 Venetoclax 时,3% 的受试者为高风险,43% 为中风险,54% 为低风险。伊布替尼单药治疗使 80% 的高风险受试者和 48% 的中风险受试者风险降低。

3. 安全性结果

60% 的受试者发生 3 级及以上毒性作用,淤青、关节痛和腹泻是最常见的非血液学不良事件。5 例受试者转氨酶水平升高,38 例(48%)发生 3、4 级中性粒细胞减少。

80 例受试者中，19 例（24%）在伊布替尼单药治疗期间发生 3 级或 4 级中性粒细胞减少。75 例受试者中有 29 例（39%）在联合治疗期间出现 3 级或 4 级中性粒细胞减少。联合治疗阶段有 2 名受试者（2%）发生了 3 级血小板减少症。没有受试者发生 4 级血小板减少症。80 名受试者中有 35 名（44%）减少了伊布替尼的剂量。减少剂量的主要原因是房颤（9 例）、中性粒细胞减少症（5 例）、皮疹（5 例）、高血压（3 例）和肌痛（3 例）。在 75 例受试者中有 18 例（24%）降低了 Venetoclax 的剂量，中性粒细胞减少是降低用药剂量的主要原因。

4. 主要结论

伊布替尼联合 Venetoclax 方案是 CLL 患者的有效治疗方式，具有良好是安全性和耐受性。大多数患者经 3 个疗程的伊布替尼单药治疗后可达部分缓解。加入 Venetoclax 后，部分缓解可迅速转变为完全缓解（伴或不伴血细胞计数恢复），未检出骨髓微小残留病的受试者比例不断增加。在联合用药 12 个周期后，88% 的患者达到完全缓解或血细胞计数不完全恢复下的完全缓解。61% 的缓解未检出骨髓微小残留。上述结果提示联合治疗的疗效明显优于伊布替尼或 Venetoclax 单药治疗。

研究设计解读

该研究设计为单臂、Ⅱ期、Simon 三阶段最优化设计。

1. 三阶段设计原理

三阶段设计是二阶段设计的扩展。

假定某单臂三阶段设计的临床试验结局变量为"有效/无效"。用 n1、n2、n3 表示三个阶段入组的受试者数，总样本量 N = n1 + n2 + n3。r1、r2 为第一阶段和第二阶段试验终止的临界受试者数。

第一阶段样本量为 n1，若 n1 个受试者中有 ≤r1 个受试者有效，则试验终止，如果超过 r1 个受试者有效，则试验进入第二阶段。

第二阶段中 n2 个受试者入组，第二阶段样本量为 n1 + n2，若（n1 + n2）个受试者中有 ≤r2 个受试者有效，则试验终止，如果超过 r2 个受试者有效，则试验进入第三阶段。

第三阶段中有 n3 个受试者入组，第三阶段样本量为 N = n1 + n2 + n3，若 N 个受试者中共有 ≤r 受试者有效，则试验终止，如果超过 r 个受试者有效，则判断为试验药物有效。

2. 三阶段设计方法分类

（1）Simon 法

设计原理、最优化设计与最小最大设计对比参见二阶段设计部分。

（2）Ensign 法

Ensign 法是结合了 Gehan 设计与 Simon 设计的一种三阶段设计方法，其基本思路也是使期望样本量最小，该方法样本量可通过查表法获得（附表 2）。

第一阶段入组 n1 个受试者，若无 1 人有效，则试验终止，如果 ≥1 例受试者有效，则进入第二阶段。

第二阶段入组 n2 个受试者，第二阶段样本量为 n1 + n2，若 n1 + n2 个受试者中有 ≤ r2 个受试者有效，则试验终止，如果超过 r2 个受试者有效，则试验进入第三阶段。

第三阶段中有 n3 个受试者入组，第三阶段样本量为 N = n1 + n2 + n3，若 N 个受试者中共有 ≤r 个受试者有效，则试验终止，如果超过 r 个受试者有效，则判断为试验药物有效。

当对试验药物有信心，药物疗效明显，希望早期试验终止概率较低时，采用此法。

3. 单臂多阶段设计的适用范围

单臂多阶段设计主要应用于早期（Ⅰ、Ⅱ期）临床探索性试验。例如探索新适应证，药物用法及用药剂量，罕见病治疗，重大疾病和尚无有效疗法的疾病等。该设计方法可初步评价目标药物是否可以达到预期有效性标准，提供证据用以进一步开展确证性临床试验（Ⅲ期）。多阶段设计以二、三阶段设计为主，四阶段设计少见。不同阶段比较与选择见表 6-6-1。

表 6-6-1　不同阶段比较与选择

期望样本量	三阶段设计＜二阶段设计＜单阶段设计
最大样本量（N）	
Simon minimax	三种设计相差不大
Simon optimal	三阶段设计＞二阶段设计＞单阶段设计
早期终止的可能性	三阶段设计＞二阶段设计＞单阶段设计

4. 单臂多阶段设计的优势与不足

多阶段设计的优势在于初步探索试验药物有效性时，将试验分阶段进行，允许试验在各阶段早期终止，避免在药物疗效很低时很多受试者仍需接受无效治疗。例如单阶段设计样本量与最小最大设计的样本量相差不大，但最小最大设计可在同一样本量下将试验分为两个或三个阶段，设置早期试验终止的临界值，既节约样本又缩短了试验时长和成本。另外，当目标病种为罕见病时，确证性临床试验所需的较大样本量难以达到，此时可以通过单臂多阶段设计减少样本量，进行针对罕见疾病治疗方式的探索。

但多数情况下，单臂多阶段试验由于样本量较小，对试验药物真实疗效估计的精度较低，仍需进一步随机对照试验来明确疗效。另外，单臂多阶段设计不设置对照组，零假设中的有效率 π_0 可以通过查找既往文献获得，但既往文献中的情况与当前试验受试者的情况并不一致，容易导致偏倚，影响结果的稳定性，故在选择的时候应当慎重。

参考文献

［1］ DINARDO C D，DAVER N，JABBOUR E，et al. Sequential azacitidine and lenalidomide in patients with high-risk myelodysplastic syndromes and acute myeloid leukaemia：a single-arm，phase 1/2 study. Lancet Haematol，2015，2（1）：e12 – e20.

［2］ POPAT R，BROWN S R，FLANAGAN L，et al. Bortezomib，thalidomide，dexamethasone，and pano-binostat for patients with relapsed multiple myeloma（MUK-six）：a multicentre，open-label，phase 1/2 trial. Lancet Haematol，2016，3（12）：e572 – e580.

［3］ RANGARAJAN S，WALSH L，LESTER W，et al. AAV5-Factor Ⅷ Gene Transfer in Severe Hemophilia A. N Engl J Med，2017，377（26）：2519 – 2530.

［4］ TAM C S，ANDERSON M A，POTT C，et al. Ibrutinib plus Venetoclax for the Treatment of Mantle-Cell Lymphoma. N Engl J Med，2018，378（13）：1211 – 1223.

［5］ O'CONNOR O A，LUE J K，SAWAS A，et al. Brentuximab vedotin plus bendamustine in relapsed or re-fractory Hodgkin's lymphoma：an international，multicentre，single-arm，phase 1 – 2 trial. Lancet On-col，2018，19（2）：257 – 266.

［6］ JAIN N，KEATING M，THOMPSON P，et al. Ibrutinib and Venetoclax for First-Line Treatment of CLL. N Engl J Med，2019，380（22）：2095 – 2103.

［7］ CDE. 药物Ⅰ期临床试验管理指导原则（征求意见稿）. 2011.

［8］ LE TOURNEAU C，LEE J J，SIU L L. Dose escalation methods in phase I cancer clinical trials. J Natl Cancer Inst，2009，101（10）：708 – 720.

［9］ RAHMA O E，REUSS J E，GIOBBIE-HURDER A，et al. Early 3 + 3 Trial Dose-Escalation Phase I Clin-ical Trial Design and Suitability for Immune Checkpoint Inhibitors. Clin Cancer Res，2020，27（2）：485 – 491.

［10］ 任建玲，钱轶峰，吴美京，等. 临床试验研究中剂量探索的设计方法简介. 中国卫生统计，2009，26（04）：434 – 436.

［11］ SKOLNIK J M，BARRETT J S，JAYARAMAN B，et al. Shortening the timeline of pediatric phase I tri-als：the rolling six design. J Clin Oncol，2008，26（2）：190 – 195.

［12］ SIMON R. Optimal two-stage designs for phase Ⅱ clinical trials. Control Clin Trials，1989，10（1）：1 – 10.

［13］ 唐欣然，黄耀华，王杨，等. 单组目标值试验样本量计算方法的比较研究. 中华疾病控制杂志，2013，17（11）：993 – 996.

［14］ CDE. 抗肿瘤药物临床试验统计学设计指导原则（试行）. 2020.

［15］ SCHLESSELMAN J J，REIS I M. Phase Ⅱ clinical trials in oncology：strengths and limitations of two-stage designs. Cancer Invest，2006，24（4）：404 – 412.

［16］ ENSIGN L G，GEHAN E A，KAMEN D S，et al. An optimal three-stage design for phase Ⅱ clinical tri-als. Stat Med，1994，13（17）：1727 – 1736.

［17］ STALLARD N，WHITEHEAD J，TODD S，et al. Stopping rules for phase Ⅱ studies. Br J Clin Pharma-col，2001，51（6）：523 – 529.

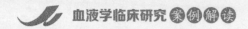 血液学临床研究 案例解读

[18] CHEN K, SHAN M. Optimal and minimax three-stage designs for phase Ⅱ oncology clinical trials. Contemp Clin Trials, 2008, 29 (1): 32 – 41.

[19] LU Y, JIN H, LAMBORN K R. A design of phase Ⅱ cancer trials using total and complete response endpoints. Stat Med, 2005, 24 (20): 3155 – 3170.

第七章　确证性临床试验

确证性临床试验是指在设计阶段提出关于药物有效性和安全性的假设，通过随机对照试验的形式获得试验结果，并对假设进行确证性检验。一般在获得了Ⅰ期安全性结果和Ⅱ期初步疗效结果后，可考虑开展Ⅲ期随机对照试验进一步验证试验药物对目标适应证的临床疗效，并在较大样本量条件下观察不良反应的发生情况，为试验药物相关的临床问题给出确证性的回答。

随机对照试验通过随机化分组方法平衡组间混杂因素，使每一个受试者都有同等概率被分配至试验组或对照组，排除研究人员和受试者主观选择的干扰，保证除干预方式以外，已知或未知的任何因素在各组的分布趋于一致，使试验组和对照组具有高度可比性。随机对照试验在选择对照时，通常采用的形式有安慰剂对照、阳性对照（标准治疗对照）、多剂量组对照等，用以识别受试者因接受试验药物引起的病情变化净值。

研究者在设计一项随机对照试验时，对试验药疗效的期望不同，可以采取不同的设计方法。当研究者期望试验药物与对照药相比能够显示出更好的疗效时选择优效性设计；若期望试验药物与对照药疗效相当时选择等效性设计，或推测试验药疗效可能低于对照药，但差异仍在临床可接受范围时采用非劣效性设计。一般来讲，传统随机对照试验的显著性检验并不适合回答试验药与对照药的疗效区别，显著性检验通常设置零假设为试验药疗效 = 对照药疗效，备择假设为试验药疗效 ≠ 对照药疗效，这样的假设检验只能发现试验药与对照药的疗效是否存在差异，这里的差异只具有统计学意义，得出的结论可能并无临床价值。因此，研究者应根据研究目的的不同，在设计试验时预先提出差异界值δ，用δ进行假设检验，这就是为优效性、等效性、非劣效性设计的基本原理。

确证性临床试验在结果解释时，不仅要关注整体效应，亚组效应也同样重要，在下最终结论之前要结合统计学意义和临床实际意义，要保证形成结论的证据链完整且符合逻辑。另外，也要详细阐述各种潜在偏倚和混杂因素的影响及控制方法。

第一节　等效性试验

等效性试验是指允许试验组和对照组疗效存在差异，但差异的大小从临床角度考虑可以忽略不计，认为试验药与对照药在疗效上相当。这个差异在等效性试验中是一个范围，上界为 δ_{Upper}、下界为 δ_{Lower}，试验组与对照组疗效差异介于 δ_{Upper} 与 δ_{Lower} 之间都可视为等效，试验组与对照组疗效差异的 95% 置信区间也应位于 δ_{Upper} 与 δ_{Lower} 之间。

案例：GP2013 与利妥昔单抗治疗初治晚期滤泡性淋巴瘤的疗效比较

一、背景与试验目的

利妥昔单抗现用于治疗慢性淋巴细胞白血病、滤泡性淋巴瘤、弥漫性大 B 细胞淋巴瘤和类风湿关节炎。利妥昔单抗靶向结合 B 淋巴细胞上表达的 CD20 分子介导肿瘤细胞死亡。与多药联合化疗相比，靶向 CD20 化疗对 B 细胞恶性肿瘤已显示出更高的缓解率，患者无进展生存期和总体生存期也获得显著提高。

GP2013 是一种利妥昔单抗生物仿制药。早期试验证明滤泡性淋巴瘤化疗方案中添加利妥昔单抗可提供实质性的协同治疗效果。因此这项Ⅲ期试验旨在联合环磷酰胺、长春新碱和泼尼松龙化疗（CVP 方案）中添加 GP2013 或原研利妥昔单抗，比较 GP2013 与原研利妥昔单抗的疗效、安全性、药代动力学、药效学和免疫原性。

二、试验方案

1. 研究设计

Ⅲ期生物仿制药等效性试验。

2. 研究对象

符合条件的患者包括年龄在 18 岁及以上，先前未经治疗的晚期 CD20 阳性Ⅲ或Ⅳ期（Ann Arbor 分类）滤泡性淋巴瘤。经中心病理学检查证实的 WHO 组织学分级为 1 级、2 级或 3a 级滤泡性淋巴瘤，ECOG 评分 0～2。排除标准包括以前接受过任何抗淋巴瘤治疗、手术史、孕妇或哺乳期患者。

3. 治疗方法

在随机双盲联合治疗阶段，将所有患者按滤泡性淋巴瘤国际预后指数（FLIPI）评分进行分层随机，1∶1分配至GP2013-CVP组或R（利妥昔单抗）-CVP组。在初始联合治疗阶段，患者接受八个周期的CVP联合GP2013或原研利妥昔单抗治疗，21天为一个治疗周期，最多持续24周或直到出现疾病进展和不可耐受的毒性。每个周期第1天静脉注射利妥昔单抗（GP2013或原研利妥昔单抗；375 mg/m²），第1天静脉注射环磷酰胺750 mg/m²、长春新碱1.4 mg/m²，在第1~第5天服用口服泼尼松100 mg。联合治疗阶段结束后，根据研究者评估，完全缓解或部分缓解的患者在维持治疗阶段继续接受GP2013或原研利妥昔单抗单药治疗。

4. 评价指标

这项研究的主要目的是验证GP2013和原研利妥昔单抗在联合治疗期间缓解率的等效性。主要结局为总缓解率，次要结局为完全缓解率、部分缓解率、无进展生存期和总体生存期。

5. 样本量估计

假设两组总体缓解率均为81%，等效性界值δ为12%，pt为GP2013缓解率，ps为利妥昔单抗的缓解率。设置H_0：$|pt-ps| \geq \delta$；H_1：$|pt-ps| < \delta$，检验水准α = 0.05，估计需要556名患者。考虑到10%的脱落率和方案违背，计划招募618名患者。

预先确定的等效性界值是基于滤泡性淋巴瘤中R-CVP的Ⅲ期注册试验。该试验显示R-CVP方案相比于CVP方案疗效提高24%（疗效差异）。考虑到点估计的不稳定性，取R-CVP与CVP疗效差异的95% CI下界以下的值——12%为等效界值，12%大约为疗效差异的98% CI下界。

6. 统计分析

绘制Kaplan-Meier生存曲线描述无进展生存期和总生存期。用置信区间法进行等效性判定。判定依据为疗效差异的95% CI下限与上限位于等效性界值（-12%，12%）范围内，可判定为等效。

三、主要结果与结论

1. 基线特征（表7-1-1）

中位随访时间为11.6个月。

表7-1-1 基线特征

	GP2013-CVP（$n=312$）	R-CVP（$n=315$）
年龄（岁）		
均值（SD）	57.5（11.86）	56.4（11.72）

	GP2013-CVP（$n=312$）	R-CVP（$n=315$）
＜60	163（52%）	175（56%）
≥60	149（48%）	140（44%）
女性	181（58%）	169（54%）
BMI（kg/m²）	26.4（4.89）	26.0（4.82）
ECOG		
0	179（57%）	175（56%）
1	125（40%）	123（39%）
2	5（2%）	13（4%）
Ann Arbor 分期		
Ⅲ	143（46%）	135（43%）
Ⅳ	169（54%）	180（57%）
FLIPI 风险		
低风险	30（10%）	35（11%）
中风险	106（34%）	103（33%）
高风险	176（56%）	177（56%）

2. 有效性结果（表7-1-2、表7-1-3）

表7-1-2　CP2013-CVP 组和 R-CVP 组疾病缓解情况

	GP2013-CVP（$n=311$）	R-CVP（$n=313$）	差值（95% CI）
总体缓解	271（87%）	274（88%）	−0.4%（−5.94%～5.14%）
完全缓解	46（15%）	42（13%）	…
部分缓解	225（72%）	232（74%）	…
稳定疾病	20（6%）	20（6%）	…
疾病进展	1（＜1%）	3（1%）	…

表 7-1-3　CP2013-CVP 组和 R-CVP 组疾病进展与生存情况

	GP2013-CVP（$n=312$）	R-CVP（$n=315$）	HR（90% CI）
疾病进展	94（30%）	76（24%）	1.31（1.02～1.69）
删失	218（70%）	239（76%）	…
中位无进展生存期	未及	未及	…
死亡	23（7%）	29（9%）	0.77（0.49～1.22）
删失	289（93%）	286（91%）	…
中位生存期	未及	未及	…

3. 安全性结果

联合治疗期间两个治疗组的不良事件和严重不良事件发生率相似。GP2013-CVP 组 312 名患者中有 289 名患者发生不良事件，有 71 名发生严重不良事件，R-CVP 组 315 名患者中有 288 名患者发生不良事件，63 名患者发生严重不良事件。最常见的不良事件是中性粒细胞减少症［GP2013-CVP：80（26%）；R-CVP：93（30%）］，便秘［GP2013-CVP：70（22%）；R-CVP：63（20%）］和恶心［GP2013-CVP：51（16%）；R-CVP：42（13%）］。不良事件的严重程度大多为 1 级（轻度）或 2 级（中度）。两个治疗组的 3 级和 4 级不良事件的发生率相似。最常见的 3 级或 4 级不良事件是中性粒细胞减少症［GP2013-CVP：55（18%）；R-CVP：65（21%）］。

4. 主要结论

GP2013 作为原研利妥昔单抗的生物等效药，在疗效和生存获益方面与原研药有相似表现，该药可为晚期滤泡型淋巴瘤患者提供新的治疗选择。

研究设计解读

1. 设计原理

等效性试验的定义：验证两种药物或两种治疗方式疗效相当的试验。

临床上，针对同一种疾病可能有多种药物或治疗方案供医生和患者选择，若某种药物或某种治疗方案与标准治疗相比，在疗效上差别不大，但临床上显示出更好的耐受性、安全性或花费比标准治疗少，这类虽未显示出更好疗效但却有其他优势的药物或治疗方案仍然具有应用前景。研究者希望设计一项临床试验来验证这类药物或治疗方案与标准治疗相比疗效相当，以期为患者带来副作用更少、价格低廉的治疗选择。这里的"疗效相当"并不是"疗效完全相等"，而是"疗效近似"，可以理解为允许试验药物与对照药物的疗效存在差别，这种差别可以是试验药物疗效略高于对照药物，也可以是试验药物疗效略低于对照药物，但无论疗效高低，两组的疗效差别应控制在一定范围之内，在这个范围内，我们认为即便疗效存在差异，但差异并无实际临床意义。所以，为了明确疗效差别的范围，在设计等效性试验时需预先确定等效性界值。既然是范围，那么一定会有上界值和下界值，上界设为 δ_{Upper}，下界设为 δ_{Lower}，规定如果试验组与对照组疗效的差异落在 δ_{Upper} 与 δ_{Lower} 之间，都可认为试验组药物与对照组药物等效。这里的差异可以用率的差值或均数/中位数的差值表示，比如试验药缓解率－对照药缓解率、试验组中位生存期－对照组中位生存期，也可以用率的比值表示，比如试验组复发率/对照组复发率。等效性设计的假设检验一般采用双向单侧检验，即是在试验组疗效略高于对照组的方向上进行一次单侧检验，证明试验组的疗效虽略高但不优于对照组，再在试验组疗效略低于对照组的方向上进行第二次单侧检验，证明试验组的疗效虽略低但也不能认为差于对照组，若两次检验既能证明"不优于"，也能证明"不差于"，那么就可以认为两种药物等效。

2. 假设检验

（1）结局指标为高优指标

缓解率具体检验假设如下：

设治疗组总体缓解率为 π_t，对照组总体缓解率为 π_c。单侧 $\alpha = 0.025$，

1）当率差作为效应指标时：

第一次单侧检验：验证"不优于"。

H_0：$\pi_c - \pi_t \leqslant \delta_{Lower}$；$H_1$：$\pi_c - \pi_t > \delta_{Lower}$。

第二次单侧检验：验证"不差于"。

H_0：$\pi_c - \pi_t \geqslant \delta_{Upper}$；$H_1$：$\pi_c - \pi_t < \delta_{Upper}$。

2）当率比作为效应指标时：

第一次单侧检验：验证"不优于"。

H_0：$\pi_c / \pi_t \leqslant \delta_{Lower}$；$H_1$：$\pi_c / \pi_t > \delta_{Lower}$。

第二次单侧检验：验证"不差于"。

H_0：$\pi_c / \pi_t \geqslant \delta_{Upper}$；$H_1$：$\pi_c / \pi_t < \delta_{Upper}$。

（2）当结局指标为低优指标

复发率具体检验假设如下：

设治疗组总体复发率为 π_t，对照组总体复发率为 π_c，单侧 $\alpha = 0.025$，

1）当率差作为效应指标时：

第一次单侧检验：验证"不优于"。

H_0：$\pi_t - \pi_c \leqslant \delta_{Lower}$；$H_1$：$\pi_t - \pi_c > \delta_{Lower}$。

第二次单侧检验：验证"不差于"。

H_0：$\pi_t - \pi_c \geqslant \delta_{Upper}$；$H_1$：$\pi_t - \pi_c < \delta_{Upper}$。

2）当率比作为效应指标时：

第一次单侧检验：验证"不优于"。

$H_0: \pi_t/\pi_c \leqslant \delta_{Lower}$；$H_1: \pi_t/\pi_c > \delta_{Lower}$。

第二次单侧检验：验证"不差于"。

$H_0: \pi_t/\pi_c \geqslant \delta_{Upper}$；$H_1: \pi_t/\pi_c < \delta_{Upper}$。

3. 疗效差异界值的选择

在设置等效性界值之前，至关重要的环节是选择合适的对照组。等效性试验中的对照组为阳性对照，阳性对照药是指临床上治疗目标适应证的标准药物或目前临床公认的最有效药物，这类药物的用法确切，疗效也在既往研究和长期临床中得到证实，试验过程中不能随意调整阳性对照药的剂量和用法。

在选择阳性对照时，一是要保证有充足且有力的证据证实阳性对照药的临床疗效；二是作为阳性对照的药物应有良好的疗效稳定性。研究者可以基于常年临床实践经验对阳性药物的疗效做出可靠估计，也可以根据质量高且设计完善的临床试验类文献报告的结果估计阳性药物的疗效，但不应选择时间较为久远的历史文献数据，这样的文献由于时间推移，临床上疾病的定义、诊断标准、治疗指南、受试者特征等均可能发生变化，这类历史文献与当前试验环境存在较大差异，可能为后续试验药与对照药疗效比较带来困难。虽然历史文献提供的数据可以证实拟选择的阳性对照药疗效优于安慰剂或优于其他类药物，但还需保证在当前试验中阳性对照药依然能够显示文献中报告的疗效，这就是药物的疗效稳定性。由于药物的疗效可能受不同受试者群体、联合用药方案、剂量水平、结局指标的定义及测量方法等方面的影响，所以在参考既往文献确定阳性药物疗效时，如果试验设计中的上述各项条件也能与既往文献中的试验环境基本保持一致，研究者可假设后续试验过程中阳性药物显示的疗效与文献中报告的近似。也就是说等效性试验设计须尽可能在受试者特征、药物用法和剂量、客观结局指标等方面与既往文献匹配，这样才能保证阳性对照药疗效作为此次试验等效性界值的可靠性。此外，文献质量也是决定阳性对照药疗效稳定性的因素之一，尽管在试验条件上保持一致，历史文献与当前试验之间的差异仍然不可避免，所以在确定界值时也应关注到历史文献质量包括试验脱落率、方案违背与偏离情况、患者依从性等方面。

在确定阳性对照药之后，不能直接采用历史文献中阳性对照药与安慰剂相比的最好疗效作为等效性界值，要充分考虑到不同试验结果间可能存在变异的情况；也不能采用系统综述与 Meta 分析报告的点估计值作为等效性界值。等效性界值在确定时要先确定阳性对照药（C）与安慰剂（P）相比的疗效净获益值（M_0），一般依赖于既往阳性对照药与安慰剂疗效差异的 meta 分析。当使用率差作为效应指标时，高优指标的获益值可用 meta 分析中阳性对照药有效率与安慰剂有效率差值（C－P）的 95% 置信区间下限表示，低优指标的获益值可用 meta 分析中阳性对照药有效率与安慰剂有效率差值（C－P）的 95% 置信区间上限表示。当使用率比作为效应指标时，高优指标的获益值可用 meta 分析中阳性对照药有效率与安慰剂有效率差值（C/P）的 95% 置信区间下限表示，低优指标的获益值可用 meta 分析中阳性对照药有效率与安慰剂有效率差值（C/P）的 95% 置信区间上限的倒数表示。

等效性界值分上下界值，一侧检验"不差于"，一侧检验"不优于"。两者可以是等距的（数值相同，符号相反），也可以是不等距的。以表示"不差于"的界值 M（M < 0）为例，M 指试验药与阳性对照药相比在临床上可接受的疗效最大损失，可通过净获益值 M_0 的某一比例来定义。设 f（0 < f < 1）为试验药相对于阳性对照药至少保留的净获益值占 M_0 的百分比，最大净获益可损失的比例为（1 - f），则有 M =（1 - f）M_0。如果对阳性对照药的疗效稳定性存疑或担忧试验结果的变异性，可适当降低 M0 的数值使其更加保守。在确定好"不差于"的界值后，"不优于"的界值可以根据研究者的临床经验取值，也可以取其相反数。无论是公式中的 f 值，还是通过上述方法估计的等效性界值，都必须基于临床判断才能认定其数值大小具有临床意义。

4. 样本量估算

1:1 随机分组，两组率比较的等效性试验样本量估算公式：

$$n = \frac{(Z_\alpha + Z_{\beta/2})^2 [\pi_c(1 - \pi_c) + \pi_t(1 - \pi_t)]}{[\delta - (\pi_t - \pi_c)]^2}; N = 2n$$

第二节 非劣效性试验

非劣效性试验的目的是验证试验药在疗效上并不劣于对照药。设置疗效差异界值 δ，我们允许试验药的疗效低于对照药，但差值应控制在一定范围内，可视为试验药并不比对照药差。

案例：去铁酮与地拉罗司治疗儿童输血依赖型血红蛋白病

一、背景与试验目的

全球约有 7% 的人存在血红蛋白基因异常，每年有 30 万至 50 万婴儿出生时即患有血红蛋白病，主要有 β 型地中海贫血，α 型地中海贫血和镰状细胞病。大多数低龄患者需长期依赖输血，具有较高的铁过载发病与死亡风险，因此需要使用铁螯合剂进行终身性铁螯合治疗。常见的铁螯合剂有去铁酮、地拉罗司和去铁胺，三种药物的给药方式和价格均有不同，去铁胺为皮下给药；去铁酮与地拉罗司为口服给药。

地拉罗司是唯一经注册用于儿科患者的口服铁螯合剂。不同年龄段儿科患者铁螯合治疗的疗效和安全性数据表明，去铁酮可明显降低血清铁蛋白浓度且安全性良好、价格低廉，但目前在儿科患者中尚无随机对照试验比较去铁酮与地拉罗司的有效性和安全性。因此这项研究（DEEP-2）的目的是在小儿输血依赖型血红蛋白病患者中比较去铁酮与地拉罗司的疗效和安全性。

二、试验方案

1. 研究设计

本研究采用多中心，随机对照，开放标签，非劣效性Ⅲ期试验设计。

2. 研究对象

七个国家（意大利、埃及、希腊、阿尔巴尼亚、塞浦路斯、突尼斯和英国）二十一家医院的小儿输血依赖性血红蛋白病患者。

入组标准：1~18岁；已确诊为遗传性输血依赖型血红蛋白病（包括但不限于地中海贫血和镰状细胞病）；每年接受至少150 mL/kg的红细胞（约每年12次输血）；允许先前接受过铁螯合治疗，未接受铁螯合治疗的患者血清铁蛋白浓度≥800 ng/mL；签署知情同意。

排除标准：已知去铁酮或地拉罗司不耐受；在筛选期接受每天地拉罗司>40 mg/kg或接受每天去铁酮>100 mg/kg；血小板数在洗脱期内<100 000/mm³、中性粒细胞计数<1500/mm³、血红蛋白<8 g/dL；洗脱期内发生感染；心力衰竭或严重心率不齐、肝肾功能不良；非输注红细胞引起的铁过载；精神疾病。

3. 程序

该试验分为四个阶段：①从第−28天到第−7天的筛选期和从第−7天到第−1天的洗脱期；②随机化和临床评估的基线（第0天）；③每月一次就诊，持续12个月的治疗期；④第13个月进入随访期。患者按1:1的比例随机分为两组接受去铁酮或地拉罗司。10%的入组患者年龄需<6岁。

去铁酮每天口服75~100 mg/kg。地拉罗司分散片剂型包括125 mg、250 mg和500 mg，日剂量范围为每天20~40 mg/kg。允许因提高疗效或安全原因调整两种药物剂量：如果血清铁蛋白浓度与之前检测结果相比增加了20%以上，或在3个月内没有下降趋势且持续高于1500 ng/mL，则每天每千克体重增加12.5 mg去铁酮（最高每日剂量为100 mg/kg）或每天每千克体重增加5~10 mg/kg地拉罗司（最高每日剂量为40 mg/kg）。出于以下安全原因可以调整地拉罗司剂量：肌酐浓度比基线增加33%以上或肌酐清除率降低；连续两次检测尿蛋白与肌酐之比≥0.5；出现严重皮疹。出于以下安全原因可以调整两种药物剂量：丙氨酸转氨酶或天冬氨酸转氨酶的浓度超过正常上限的十倍以上；血清铁蛋白浓度不超过500 ng/mL；中性粒细胞减少症（两次连续检测中性粒细胞<1500/μL，中性粒细胞≥1000/μL）；出现感染、关节痛、恶心、腹痛或呕吐。患者出组标准：出现严重不良事件、撤回知情同意、主动退出、失访、严重违反试验方案、中度中性粒细胞减少症（500/μL<中性粒细胞计数<1000/μL）、严重中

性粒细胞减少或粒细胞缺乏症（中性粒细胞 < 500/μL)、发生任何其他导致停药超过 4 周的事件。

治疗阶段，每月在当地和中心实验室对血清铁蛋白浓度进行分析。在基线和第 12 个月测量肝铁浓度；在基线、第 6 个月和第 12 个月时测量心肌铁沉积。为早期发现中性粒细胞减少和粒细胞缺乏症，每周进行全血细胞计数。为保证所收集数据的完整性和准确性，试验样本集中检测且检测结果录入电子病历报告系统，试验期间方案偏离、获取知情同意情况、缺少血清铁蛋白检测和其他任何方案违背情况均录入电子病历报告系统，定期检查研究所在地的患者病历和方案遵守情况、入组进展、试验药物的存储和分配。

4. 评价指标

主要结局为通过检测血清铁蛋白浓度和心肌铁沉积，达到铁螯合成功的患者比例。次要结局是从基线到研究结束时的血清铁蛋白浓度、心肌铁沉积和肝脏铁浓度变化、治疗安全性。

研究定义意向分析人群（IIT）和三种符合方案人群（PP1；PP2；PP3）。IIT 人群定义为所有经随机分配到治疗组，接受至少一剂研究药物且至少接受过基线血清铁蛋白浓度评估的患者。PP1 人群定义为满足接受研究方案分配的药物，可评估从基线到 12 个月治疗结束期间的血清铁蛋白浓度和心肌沉积铁且无方案违背的受试者。PP2 人群定义为满足接受研究方案分配的药物，仅评估从基线到 12 个月治疗结束期间的血清铁蛋白浓度的受试者。PP3 人群定义为满足接受研究方案分配的药物，仅评估从基线到 12 个月治疗结束期间心肌沉积铁的受试者。

5. 样本量估计

样本量计算基于 PP1 人群的主要结局指标。非劣效性试验规定单侧检验水准 $\alpha = 0.025$，检验功效 $1 - \beta = 0.8$，基于目前有关去铁酮和地拉罗司对血清铁蛋白浓度和心肌铁沉积影响的文献证据，假设地拉罗司治疗成功率为 65%，去铁酮治疗成功率为 67.5%，设置非劣效界值为 -12.5%（两组成功治疗患者比例的差值的 95% CI 下限高于 -12.5%，则认为试验组药物疗效不劣于对照组药物），预计有 20% 的脱落率，经计算需招募 388 名患者。

6. 统计分析方法

在 PP1 和 IIT 人群中分析了主要结局。在接受至少一剂研究药物的所有随机分配患者中评估安全性。使用广义线性模型评估各个协变量对血清铁蛋白浓度、心肌铁沉积、肝铁浓度的影响。因变量为基线与研究结束时血清铁蛋白浓度、心肌铁沉积、肝铁浓度的变化量，治疗方式为预测变量。两组的连续型变量用均值（标准差）表示，用 t 检验进行组间比较，分类变量用百分比表示，用卡方分析进行组间比较，规定检验水准为 $\alpha = 0.05$，检验效能为 0.8。

三、主要结果与结论

1. 基线特征

在 2014 年 3 月 17 日至 2016 年 6 月 16 日期间，共有 435 例患者入组，其中 393 例被随机分配至治疗组（194 例为去铁酮组，199 例为地拉罗司组）。ITT 人群包括地拉罗司组 193 例患者和去铁酮组 197 例患者；3 名患者因未服用任何研究药物而被排除在疗效分析之外（去铁酮治疗组 1 名，地拉罗司治疗组 2 名）。ITT 人群中 390 名患者的平均年龄为 112.6 个月（SD = 56.16）：117 名患者（30%）年龄小于 6 岁，其中有 23 例（6%）为 2 岁以下的患者。390 例患者中有 352 例（90%）患有严重的 β 型地中海贫血，27 例（7%）患有镰状细胞病，5 例（1%）患有地中海贫血症，6 例（2%）患有其他血红蛋白病。

2. 有效性结果

去铁酮组的平均治疗天数为 319.7 天（SD = 116.87），而地拉罗司组为 344.8 天（SD = 93.55）；去铁酮组的中位随访时间为 379 天，地拉罗司组的中位随访时间为 381 天。

PP1 人群中去铁酮组 125 例患者中有 69 例（55.2%），地拉罗司组 146 例患者中有 80 例（54.8%）达到主要疗效终点，两组之间的差异为 0.4%（95% CI：−11.9% ~ 12.6%），去铁酮组与地拉罗司组的治疗成功率无显著差异。诊断时年龄对基线血清铁蛋白浓度（$P = 0.44$）或心肌沉积铁（$P = 0.61$）无显著影响。

在 ITT 分析中，对 390 例患者中的 104 例（27%）患者缺失数据进行了统计学填补，结果显示去铁酮组的治疗成功率不劣于地拉罗司组（差值为 −1.7%，[95% CI：−12.1% ~ 8.6%]），但在未经缺失数据填补的 ITT 分析中未显示非劣效性（差值为 −9.4%，[95% CI：−19.4% ~ 0.9%]）。在 153 名年龄小于 10 岁的儿童中，去铁酮治疗组有 45 例（62.5%），地拉罗司治疗组有 48 例（59.3%）治疗成功（差值为 3.2%，[95% CI：−13.0% ~ 19.1%]）。在 84 名 6 岁以下患者中，地拉罗司组有 25 名（56.8%），去铁酮组有 23 名（57.5%）治疗成功（$P = 0.76$）。

在 PP2 人群中，去铁酮组从基线水平到研究结束这一期间的平均血清铁蛋白变化为 −397.6 ng/mL（基线均值：2468 ng/mL，研究结束时均值：2120 ng/mL）。地拉罗司组从基线水平到研究结束这一期间的平均血清铁蛋白变化为 −398.2 ng/mL（基线均值：2822 ng/mL，研究结束时均值：2328 ng/mL），两组平均血清铁蛋白变化的平均差异为 0.6，无显著差异。

在 PP3 人群中，两治疗组从基线水平到研究结束的心肌沉积铁变化差异为 −0.6 ms（95% CI：−4.1 ~ 2.8），两治疗组从基线水平到研究结束的肝铁浓度变化差异为 2.1 mg/g（95% CI：−0.2 ~ 4.5）。去铁酮组和地拉罗司组在通过肝铁浓度评价的治疗成功率上无显著差异（去铁酮组治疗成功率：41%，地拉罗司组治疗成功率：48%，

$P = 0.47$）。

3. 安全性结果

去铁酮组有 151 例患者，地拉罗司组有 71 例患者出现与药物相关不良反应（$P < 0.0001$）。在所有不良事件中，去铁酮组中有 14 例和地拉罗司组中有 21 例被定为严重。去铁酮组有 9 例与药物相关的严重不良事件（3 例粒细胞缺乏症，2 例高转氨酶血症，1 例肺炎，2 例中性粒细胞减少和 1 例癫痫发作），地拉罗司组中有 3 例与药物相关的严重不良事件（1 例急性肾衰竭，1 例胃肠炎和 1 例转氨酶升高）。去铁酮组中关节痛和胃肠道疾病较为常见，地拉洛司组中肾功能异常较为常见。去铁酮组 28 例中性粒细胞减少症中有 23 例（82%）被认为与药物相关，地拉罗司组 15 例中性粒细胞减少症中有 2 例（13%）被认为与药物相关（$P < 0.0001$）。共有 77 例患者退出（去铁酮组 51 例，地拉罗司组 26 例），两组的依从性无显著差异（$P = 0.073$），去铁酮组平均依从性为 92%；地拉罗司组平均依从性为 95%。

4. 主要结论

对于输血依赖型血红蛋白病患儿，去铁酮治疗 12 个月内即有效地控制了铁过载，与地拉罗司相比，从基线到研究结束的血清铁蛋白浓度、心肌沉积铁和肝铁浓度的变化均相似，可观察到去铁酮不劣于地拉罗司。两组的严重不良事件发生率和与药物有关的不良事件发生率没有差异。

研究设计解读

1. 设计原理

非劣效性试验的定义：验证试验药在疗效上不差于对照药。

与等效性试验的目的类似，研究者希望发现某种具有价格优势或安全性优势且与标准治疗疗效相近的药物，该药物即使在疗效上比对照药差，这个"差"的程度在临床上也是可接受的，因此在试验设计时需确定一个非劣效界值，用以判断试验药与对照药的疗效差异是否有临床重要意义。

2. 假设检验

由于非劣效性试验只需要证明试验药不差于对照药，因此只需要一次假设检验。

（1）结局指标为高优指标（缓解率）

具体检验假设如下：设治疗组总体缓解率为 π_t，对照组总体缓解率为 π_c，单侧 $\alpha = 0.025$。

1）当率差作为效应指标时 H_0：$\pi_c - \pi_t \geq \delta$；$H_1$：$\pi_c - \pi_t < \delta$。

2）当率比作为效应指标时 H_0：$\pi_c / \pi_t \geq \delta$；$H_1$：$\pi_c / \pi_t < \delta$。

（2）结局指标为低优指标（复发率）

具体检验假设如下：设治疗组总体复发率为 π_t，对照组总体复发率为 π_c，单侧

$\alpha = 0.025$。

1）当率差作为效应指标时 H_0：$\pi_t - \pi_c \geqslant \delta$；$H_1$：$\pi_t - \pi_c < \delta$。

2）当率比作为效应指标时 H_0：$\pi_t / \pi_c \geqslant \delta$；$H_1$：$\pi_t / \pi_c < \delta$。

3. 非劣效性界值的确定

等效性试验是在"不差于"和"不优于"两个方向上各进行一次单侧假设检验，而非劣效性试验只在"不差于"的方向上进行一次单侧假设检验。因此，非劣效性试验不再需要规定等效性试验"不优于"的界值。统计学人员设定的非劣效界值必须经临床专业人士的认可，以确认界值的大小是否能够在临床上表示试验药疗效不低于对照药疗效。常用的确定非劣效性界值的方法为固定界值法。规定阳性对照药与安慰剂的疗效净获益值为 M_0（确定方法与上节等效性试验相同），考虑到既往证据的变异性，M_0 可相应缩减，使其更为保守。若 M_0 为疗效差值，假设试验药与对照药相比至少保留住 f（$0 < f < 1$）倍的 M_0，那么可接受的净获益损失值为（$1 - f$）M_0，该净获益损失值即为非劣效界值 $\delta = (1 - f) M_0$。同理，若 M_0 为疗效比值，则非劣效界值 $\delta = e^{(1 - f)\ln(M_1)}$。

4. 等效性试验与非劣效性试验的比较

由于均为单侧检验，等效性向非劣效性的转换即是去掉一个判定"不优于"的界值，只做一次假设检验验证"不差于"。无论是等效性试验还是非劣效性试验，对试验药疗效是否不差于阳性对照药的判定结论都是一致的。从临床意义层面考虑，非劣效性试验已经满足了试验药与阳性对照药疗效比较的需求，因此近些年来，非劣效性试验应用更为广泛。

5. 样本量估算

1∶1 随机分组，两组率比较的非劣效性试验样本量估算公式：

$$n = \frac{(Z_\alpha + Z_\beta)^2 [\pi_c(1 - \pi_c) + \pi_t(1 - \pi_t)]}{[\delta - (\pi_t - \pi_c)]^2}, (N = 2n)$$

第三节　优效性试验

优效性试验的目的是为了证实试验药疗效比对照药好。优效性试验有两种形式，一种是将试验药与安慰剂比较，一种是将试验药与阳性对照药比较，本节中对这两种比较形式分别选取了合适的案例，帮助读者理解优效性试验设计。

案例：索拉菲尼预防 FLT3-ITD（＋）急性髓系白血病异基因造血干细胞移植后复发

一、背景与试验目的

约25%的急性髓系白血病成人患者会伴有 FLT3-ITD 突变，这类患者依靠单纯化疗治愈率低，通常选择行异基因造血干细胞移植以提高其生存率，但移植后复发率仍然较高，临床预后较差。索拉菲尼是一种多激酶抑制剂，可阻断急性髓系白血病发生发展的多种途径，例如 FLT3-ITD、RAS 和 RAF 基因家族、KIT，以及 VEGF 受体和血小板衍生的生长因子受体。研究表明，索拉菲尼联合化疗可以有效延长 FLT3-ITD 急性髓系白血病的持续缓解时间，在移植前后应用索拉菲尼可能有助于减少复发并改善总生存率，但是目前仍然缺乏索拉菲尼作为 FLT3-ITD 急性髓系白血病患者异基因造血干细胞移植后维持治疗的确证性证据，因此这项 Ⅲ 期试验的目的是评估索拉菲尼预防 FLT3-ITD 急性髓系白血病异基因造血干细胞移植后复发的效果和患者耐受性。

二、试验方案

1. 研究设计

开放标签，随机对照 Ⅲ 期，优效性试验。

2. 目标人群

首次接受异基因造血干细胞移植的 FLT3-ITD 急性髓系白血病患者，年龄在 18 ~ 60 岁，ECOG 评分 0 ~ 2，在异基因造血干细胞移植前后均达到完全缓解，在移植后 60 天内恢复造血功能。排除患有急性早幼粒细胞白血病，移植前对索拉菲尼不耐受，移植后预期寿命短于 30 天，患有活动性急性移植物抗宿主病，移植后 60 天内不受控制的感染，患有肝肾功能不全、心血管疾病或精神疾病的患者。

3. 治疗方法

入组后，分配至索拉菲尼组的患者如果在第 30 天达到入选标准，则从移植后第 30 天到第 180 天接受索拉菲尼维持治疗。对于在第 30 天未达到入组标准但在移植后 31 ~ 60 天内达到入选标准的患者，索拉菲尼在移植后 31 ~ 60 天内给药，并持续到第 180 天。索拉菲尼的初始剂量为 400 mg，每天口服两次。如果发生 3 级或更严重的不良事件，则允许研究人员自行调整剂量。对于对照组患者，除非患者出现复发，否则均不使用索拉菲尼或其他 FLT3 抑制剂。

4. 评价指标

主要终点是累积复发率，在移植后 1 年进行评估。次要终点在移植后 210 天内评估，包括 2 年总生存期、2 年无病生存期、2 年非复发死亡率和安全性结果。

5. 统计分析与样本量计算

该试验的检验假设为移植后使用索拉菲尼维持治疗预防复发的效果好于无维持治疗。样本量是根据主要终点即 1 年累积复发率计算的，接受异基因造血干细胞移植且无维持治疗的 FLT3-ITD 急性髓系白血病的患者复发率约为 40%，假设接受索拉菲尼维持治疗后复发率绝对值下降 20%，在单侧显著性水平 0.05，功效为 90% 的条件下，至少需要 176 名患者（每组 88 名）。考虑到 10% 的脱落率后，计划招募 194 位患者（每组 97 位）。

采用意向性分析疗效和安全性终点。X^2 检验用于评估分类变量，Mann-Whitney U 检验用于评估连续变量。使用 Fine-Gray 模型比较组间复发、非复发死亡率和 GVHD 的累积发生率。绘制 Kaplan-Meier 生存曲线评估移植后总生存期，无白血病生存期和 210 天死亡率，生存曲线比较使用对数秩检验，Cox 比例风险模型估算风险比（HR）和 95% CI。

事后分析中，根据患者移植前后是否使用索拉菲尼，将患者分为四个亚组：移植前和移植后均使用索拉菲尼（A 组）；仅移植后使用索拉菲尼（B 组）；仅移植前使用索拉菲尼（C 组）；移植前和移植后均未使用索拉菲尼（D 组）。Mann-Whitney U 检验比较亚组移植前使用索拉菲尼的持续时间和中位复发时间，X^2 检验比较挽救治疗后达到完全缓解的患者人数。Cox 比例风险模型用于分析时间 – 事件发生的风险因素。

三、主要结果与结论

在 2015 年 6 月 20 日至 2018 年 7 月 21 日，对 227 例首次接受同种异体造血干细胞移植的 FLT3-ITD 急性髓系白血病患者进行了筛查，其中 202 例被纳入研究并进入随机分组。100 例患者接受索拉菲尼维持治疗，102 例为对照组。

1. 基线特征（表 7-3-1）

表 7-3-1　基线特征

	索拉菲尼组（$n=100$）	对照组（$n=102$）
男性	50（50%）	52（51%）
年龄	35（26～42）	35（26～43）
诊断时白细胞计数 ×10^9/L	55（20～143）	75（25～146）

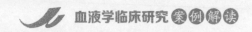

续表

	索拉菲尼组（n = 100）	对照组（n = 102）
细胞遗传学风险		
低风险	6（6%）	4（4%）
中风险	80（80%）	85（83%）
高风险	7（7%）	5（5%）
NPM1 突变		
伴有	29（29%）	26（25%）
不伴有	71（71%）	76（75%）
移植接受化疗次数	3（3~4）	3（3~4）
达到完全缓解所需的化疗次数		
一个	74（74%）	75（74%）
两个及更多	26（26%）	27（26%）
诱导治疗阶段使用索拉菲尼情况		
使用	24（24%）	25（25%）
未使用	76（76%）	77（75%）
挽救化疗	15（15%）	13（13%）
采用索拉菲尼	11	10
未采用索拉菲尼	4	3
移植前使用索拉菲尼情况		
使用	59（59%）	57（56%）
未使用	41（41%）	45（44%）
移植前完全缓解状态		
至少两次完全缓解	21（21%）	18（18%）
首次完全缓解	79（79%）	84（82%）
移植前骨髓微小残留		
阳性	31（31%）	34（33%）
阴性	69（69%）	68（67%）

2. 有效性结果

中位随访时间为 21.3 个月。索拉非尼组有 11 例，对照组有 32 例复发，其中血液学复发 35 例（索拉非尼组 8 例，对照组 27 例），髓外 6 例（每组 3 例）以及血液学和髓外 2 例（对照组）。索拉非尼组中位复发时间为移植后 11.6 个月（IQR：4.8 ~

16.8），对照组中位复发时间为 5.7 个月（IQR：4.6~10.6）（P=0.16）。索拉非尼组患者移植后 1 年的复发率为 7.0%（95% CI：3.1%~13.1%），对照组为 24.5%（95% CI：16.6%~33.2%），（HR=0.25；95% CI：0.11~0.57；P=0.001）。事后多变量分析表明，索拉非尼维持治疗是移植后复发的唯一保护因素，骨髓微小残留病是复发的唯一危险因素。2 年时，索拉非尼组累积复发率是 11.9%（95% CI：6.2%~19.6%），对照组累积复发率是 31.6%（95% CI：22.6%~41.1%）（HR=0.29；95% CI：0.15~0.58；P<0.0001）。

截至统计分析之日，死亡 49 例，其中索拉非尼组 17 例，对照组 32 例。死亡原因为白血病复发的共有 24 例，其中索拉非尼组 5 例，对照组 19 例；感染 16 例（每组 8 例）；GVHD 7 例（索拉非尼组 3 例，对照组 4 例）；血栓性微血管病 1 例（对照组）和急性左心衰竭 1 例（索拉非尼组）。索拉非尼组的 2 年非复发死亡率为 9.2%（95% CI：4.5%~16.0%），对照组为 11.8%（95% CI：6.4%~18.9%）（HR=0.69；95% CI：0.29~1.64；P=0.49）。索拉非尼组患者 2 年总生存率为 82.1%（95% CI：72.6%~88.5%），对照组患者为 68.0%（95% CI：57.8%~76.2%）（HR=0.48；95% CI：0.27~0.86；P=0.012）。索拉非尼组 2 年无白血病生存率为 78.9%（95% CI：69.0%~85.9%），对照组为 56.6%（95% CI：46.1%~65.8%）（HR=0.37；95% CI：0.22~0.63；P<0.0001）；两组无白血病患者中位生存期未及。事后多变量分析表明，索拉非尼维持治疗是移植后总体生存和无白血病生存的保护因素，骨髓微小残留是无白血病生存的唯一危险因素。

3. 安全性结果（表 7-3-2）

表 7-3-2 安全性结果

	索拉非尼组			对照组		
	1~2 级	3~4 级	4 级	1~2 级	3~4 级	4 级
血液学	…	12（12%）	3（3%）	…	5（5%）	2（2%）
血小板减少	…	10（10%）	3（3%）	…	4（4%）	2（2%）
中性粒细胞减少	…	7（7%）	2（2%）	…	3（3%）	1（1%）
皮肤	20（20%）	6（6%）	1（1%）	9（9%）	1（1%）	0
胃肠	25（25%）	11（11%）	0	20（20%）	8（8%）	0
肝胆胰腺	16（16%）	5（5%）	0	17（17%）	6（6%）	0
心脏	14（14%）	0	0	12（12%）	1（1%）	0
肾	23（23%）	4（4%）	0	25（25%）	5（5%）	0
血管	6（6%）	1（1%）	0	5（5%）	1（1%）	0

续表

	索拉菲尼组			对照组		
	1~2级	3~4级	4级	1~2级	3~4级	4级
感染	8（8%）	21（21%）	4（4%）	9（9%）	19（19%）	5（5%）
急性GVHD	8（8%）	18（18%）	5（5%）	6（6%）	15（15%）	6（6%）
慢性GVHD	5（5%）	15（15%）	3（3%）	5（5%）	13（13%）	4（4%）
继发性恶性疾病	…	0	2（2%）	…	0	2（2%）

4. 主要结论

对于接受异基因造血干细胞移植的 FLT3-ITD 急性髓系白血病患者，移植后采用索拉菲尼维持治疗可有效减少复发且耐受性良好。

案例：伊布替尼或化学免疫疗法治疗慢性淋巴细胞白血病

一、背景与试验目的

慢性淋巴细胞白血病（CLL）是成人白血病中较为普遍且难以治愈的类型。CLL 发病主要是通过 B 细胞受体信号传导实现，临床前期结果显示，可通过靶向抑制 Bruton 酪氨酸激酶（BTK）治疗 CLL。在 65 岁或 65 岁以上的患者中，使用苯丁酸氮芥 - 奥滨尤妥珠单抗或苯达莫司汀 - 利妥昔单抗的化学免疫疗法已显示出显著疗效，但化学免疫疗法的毒性作用相对较大，并且毒性作用的发生风险会随着年龄的增长而增加。

伊布替尼是一种 Bruton 酪氨酸激酶不可逆抑制剂，体外和体内试验均显示伊布替尼可有效抑制与 CLL 相关的细胞信号传导、黏附、增生和归巢。经单药伊布替尼治疗的复发/难治性 CLL 患者的中位无进展生存期为 52 个月；在接受伊布替尼作为初始治疗的患者中，89% 的患者存活期可达 2 年且没有发生疾病进展。自 2016 年以来，伊布替尼因其优于苯丁酸氮芥而被美国食品药品管理局和欧洲药品管理局批准用于 CLL 治疗。

既往研究表明，在化疗方案中增加利妥昔单抗或其他 CD20 抗体可有效延长患者无进展生存期和总体生存期。但伊布替尼联合利妥昔单抗是否能够提高疗效目前仍尚存争议。因此该Ⅲ期试验（A041202）旨在探讨在未接受 CLL 治疗的老年患者中，伊布替尼或伊布替尼 - 利妥昔单抗的疗效是否优于苯达莫司汀 - 利妥昔单抗。

二、试验方案

1. 研究设计

随机对照Ⅲ期，优效性试验。

2. 目标人群

纳入标准：≥65 岁未经治疗的 CLL 患者，分期为中危或高危，符合 IWCLL 2008 指南治疗标准之一，ECOG 评分 0~2。

排除标准：活动性乙肝；心衰；淋巴细胞白血病史，全身性活动性感染；手术史；试验药物过敏。

3. 治疗方法

根据以下 CLL 危险因素对患者进行分层：ZAP70 甲基化状态、改良 Rai 风险分级；del（17p13.1）或 del（11q22.3）。患者以 1∶1∶1 的比例随机分配接受苯达莫司汀 - 利妥昔单抗、伊布替尼、伊布替尼 - 利妥昔单抗。28 天为一个治疗周期。

苯达莫司汀 - 利妥昔单抗组：六个周期的苯达莫司汀（每周期第 1 天和第 2 天以每平方米体表面积 90 mg 的剂量给药）和利妥昔单抗（在第 1 个周期的第 1 天以每平方米体表面积 375 mg 的剂量给药，在第 2 个周期至第 6 个周期的第 1 天以每平方米体表面积 500 mg 的剂量给药）。伊布替尼组：每日伊布替尼剂量为 420 mg，直至患者出现不可接受的毒性作用或疾病进展。伊布替尼 - 利妥昔单抗组：伊布替尼每日剂量为 420 mg，直至患者出现不可接受的毒性作用或疾病进展，利妥昔单抗以每平方米体表面积 375 mg 的剂量每周给药，从第 2 周期的第 1 天开始连续 4 周，然后在第 3 到第 6 个周期的第 1 天给药。苯达莫司汀 - 利妥昔单抗组中有疾病进展的患者可以在进展后 1 年内交叉接受伊布替尼治疗。

4. 评价指标

主要终点是无进展生存期，次要终点是总生存期、微小残留病和安全性结果。

5. 样本量估计

单侧显著性水平 α 为 0.05。伊布替尼组与苯达莫司汀 - 利妥昔单抗组进行比较，假设疾病进展或死亡的危险比 HR = 0.586（对应估计的苯达莫司汀 - 利妥昔单抗组 2 年无进展生存的患者百分比为 61%，伊布替尼组为 75%），我们估计 332 名患者（预期发生 159 例事件）将为该试验提供 90% 的检验功效，单侧显著性水平 α 为 0.025。相同的假设下，比较伊布替尼 - 利妥昔单抗组与苯达莫司汀 - 利妥昔单抗组，计算样本量。如果伊布替尼组和伊布替尼 - 利妥昔单抗组的疗效均优于苯达莫司汀 - 利妥昔单抗组，则将伊布替尼 - 利妥昔单抗组与伊布替尼组进行比较，假设 HR = 0.57（对应估计的伊布替尼组 2 年无病生存率为 75%，伊布替尼 - 利妥昔单抗组为 85%），我们估计 332 名患者（预期有 119 个事件）将为该试验提供 90% 的检验功效。因此总样本量为 498 例，每组 166 例。

6. 统计分析方法

卡方检验或 Fisher 确切概率法用于分类变量比较，Kruskal-Wallis 检验用于连续型变量比较。绘制 Kaplan-Meier 生存曲线描述意向性治疗人群 OS 曲线和 PFS 曲线，使用对数秩检验比较治疗组间生存曲线差异。森林图用来比较组间分层因素差异。单因素和多因素 Cox 比例风险模型用以评估各组受试者疾病进展风险及其影响因素。

三、主要结果与结论

1. 基线特征（表 7-3-3）

从 2013 年 12 月到 2016 年 5 月，在美国和加拿大的 219 个地点共登记了 644 名患者，其中 547 名患者入选，随机分配了 183 名患者接受苯达莫司汀加利妥昔单抗治疗，182 名患者接受伊布替尼治疗和 182 名患者接受伊布替尼加利妥昔单抗治疗。

表 7-3-3 基线特征

特征	所有患者 （$n=547$）	苯达莫司汀 - 利妥昔单抗 （$n=183$）	伊布替尼 （$n=182$）	伊布替尼 - 利妥昔单抗 （$n=182$）	P 值
年龄					0.53
中位数	71	70	71	71	
范围	65~89	65~86	65~89	65~86	
男性 n（%）	367（67）	119（65）	123（68）	125（69）	0.75
高危 n（%）	296（54）	99（54）	99（54）	98（54）	0.99
ECOG					
0	271（50）	98（54）	87（48）	86（47）	
1	259（47）	75（41）	90（49）	94（52）	
2	17（3）	10（5）	5（3）	2（1）	
分层因素					0.99
del（17p13.1）	34/542（6）	14/181（8）	9/181（5）	11/180（6）	
del（11q22.3）	105/542（19）	33/181（18）	35/181（19）	37/180（21）	
Trisomy 12	118/542（22）	40/181（22）	40/181（22）	38/180（21）	
None	90/542（17）	29/181（16）	32/181（18）	29/180（16）	
del（13q14.3）	195/542（36）	65/181（36）	65/181（36）	65/180（36）	
Mutated TP53	51/510（10）	16/174（9）	15/168（9）	20/168（12）	0.60

续表

特征	所有患者 （n = 547）	苯达莫司汀 – 利妥昔单抗 （n = 183）	伊布替尼 （n = 182）	伊布替尼 – 利妥昔单抗 （n = 182）	P 值
Complex karyotype	143/499（29）	44/166（27）	39/165（24）	60/168（36）	0.04
Unmethylated ZAP70	287/546（53）	95/182（52）	96/182（53）	96/182（53）	0.99
Unmutated IgVH gene	218/360（61）	71/123（58）	77/122（63）	70/115（61）	0.69

2. 有效性结果

苯达莫司汀 – 利妥昔单组 2 年无进展生存率为 74%（95% CI：66% ~ 80%），伊布替尼组为 87%（95% CI：81% ~ 92%），伊布替尼 – 利妥昔单抗组为 88%（95% CI：81% ~ 92%）。伊布替尼组与苯达莫司汀 – 利妥昔单抗组相比，HR = 0.39（95% CI：0.26 ~ 0.59；P < 0.001），伊布替尼 – 利妥昔单抗组与苯达莫司汀 – 利妥昔单抗组相比，HR = 0.38（95% CI：0.25 ~ 0.59；P < 0.001），伊布替尼 – 利妥昔单抗组与伊布替尼组的无进展生存率无显著差异（HR = 1.00；95% CI：0.62 ~ 1.62；P = 0.49）。根据 CLL 危险因素分层的亚组分析，治疗方案中含伊布替尼的亚组无进展生存期均长于经苯达莫司汀 – 利妥昔单抗治疗的亚组。细胞遗传学因素与治疗方案对无进展生存的影响存在交互作用。发生 IgVH 的突变患者无进展生存期比未发生 IgVH 突变的患者无进展生存期更长（HR = 0.51；95% CI：0.32 ~ 0.81），但 IgVH 突变与治疗方案对无进展生存的影响之间不存在交互作用。

苯达莫司汀 – 利妥昔单抗组 2 年总生存率为 95%（95% CI：91% ~ 98%），伊布替尼组为 90%（95% CI：85% ~ 94%），伊布替尼 – 利妥昔单抗组为 94%（95% CI：89% ~ 97%），三个治疗组的总生存率无显著差异。

苯达莫司汀 – 利妥昔单抗组缓解率（ORR = 81%；95% CI：75% ~ 87%）低于伊布替尼组（ORR = 93%；95% CI：88% ~ 96%）和伊布替尼 – 利妥昔单抗组（ORR = 94%；95% CI：89% ~ 97%）。苯达莫司汀 – 利妥昔单抗组完全缓解率（CR = 26%；95% CI：20% ~ 33%）高于伊布替尼组（CR = 7%；95% CI：4% ~ 12%）和伊布替尼 – 利妥昔单抗组（CR = 12%；95% CI：8% ~ 18%）。苯达莫司汀 – 利妥昔单抗组未检出最小残留病的患者百分比（8%；95% CI：5% ~ 13%）明显高于伊布替尼组（1%；95% CI：< 1% ~ 3%）和伊布替尼 – 利妥昔单抗组（4%；95% CI：2% ~ 8%）。

3. 安全性结果

苯达莫司汀 – 利妥昔单抗组患者 3、4、5 级血液学不良事件发生率（61%）高于伊布替尼组（41%）和伊布替尼 – 利妥昔单抗组（39%），苯达莫司汀 – 利妥昔单抗组 5 种非血液学不良事件发生率（63%）低于伊布替尼组（74%）和伊布替尼 – 利妥昔单抗组（74%）。三个治疗组中均有受试者发生感染，其中呼吸道感染、尿路感染、败血症和腹部感染最为常见。3 级及以上高血压发生率分别为 14% 、29% 和 34% 。苯达莫司汀 – 利妥昔单抗组中有 2 例患者（1%）在治疗期间或停药后 30 天内死亡，伊布替尼组有 13 例（7%），伊布替尼 – 利妥昔单抗组有 13 例（7%）。苯达莫司汀 – 利妥昔单抗组中有 1 例患者发生了 Richter 转化（CLL 演变为侵袭性淋巴瘤），伊布替尼 – 利妥昔单抗组中有 2 例患者发生了 Richter 转化。

4. 主要结论

在未经治疗的 CLL 老年患者中，伊布替尼单药方案和伊布替尼 – 利妥昔单抗方案在无进展生存延长方面无显著差异，含有伊布替尼的治疗方案在疗效上优于苯达莫司汀 – 利妥昔单抗方案。

研究设计解读

1. 设计原理

优效性试验定义为评估试验药对目标适应证的疗效是否高于对照组。根据对照组不同，优效性试验目的可分为两种，一是试验药是否优于安慰剂；二是试验药是否优于阳性对照药。以阳性对照药为例，在已知阳性对照药物的疗效后，假设试验药物的疗效可能高于对照药物，但两者的疗效差异必须具有临床意义才能认为试验药物优于对照药物。

2. 假设检验

优效性试验同非劣效性试验一样，只进行一次假设检验。优效性假设检验只需要验证是否优于对照即可。

（1）结局指标为高优指标（缓解率）

具体检验假设如下：设治疗组总体缓解率为 π_t，对照组总体缓解率为 π_c。单侧 $\alpha = 0.025$。

1）当率差作为效应指标时：H_0：$\pi_t - \pi_c \leq \delta$；$H_1$：$\pi_t - \pi_c > \delta$。

2）当率比作为效应指标时：H_0：$\pi_t / \pi_c \leq \delta$；$H_1$：$\pi_t / \pi_c > \delta$。

（2）结局指标为低优指标（复发率）

具体检验假设如下：设治疗组总体复发率为 π_t，对照组总体复发率为 π_c。单侧 $\alpha = 0.025$。

1）当率差作为效应指标时 H_0：$\pi_c - \pi_t \leq \delta$；$H_1$：$\pi_c - \pi_t > \delta$。

2）当率比作为效应指标时 H_0：$\pi_c / \pi_t \leq \delta$；$H_1$：$\pi_c / \pi_t > \delta$。

3. 优效性界值的确定

与非劣效性试验相同，优效性试验在确定好阳性对照药物之后，还需以阳性对照药的净获益值为参考确定优效界值。以率差为效应指标时，优效性界值 δ 可以等于 0；以率比为效应指标时，δ 可以等于 1。也就是说优效性设计引入了传统显著性检验的原理，在进行优效性设计之前，第一步可以先进行显著性检验的预实验，利用显著性检验探索试验药与对照药的疗效是否存在差异。传统显著性检验的假设如下。

（1）当率差为效应指标时：H_0：试验药疗效 – 对照药疗效 = 0；H_1：试验药疗效 ≠ 对照药疗效。

（2）当率比为效应指标时：H_0：试验药疗效/对照药疗效 = 1；H_1：试验药疗效/对照药疗效 ≠ 1。

在规定的检验水准下，如果拒绝零假设，接受 H_1，认为试验药与对照药存在疗效差异，那么根据试验药和对照药各自的疗效置信区间就能初步判断差异的方向，那么探索试验药的优效性就可能是有意义的。但这里的显著性检验只能说明疗效差异具有统计学意义，在正式试验设计阶段，还需研究者结合临床经验和对照药的临床获益确定具体的优效性界值。

4. 非劣效性试验与优效性试验的比较

一般来说，当研究者对试验药物的疗效十分有信心时，可以直接选择做优效性试验，如果对试验药物的疗效不确定，可以选择非劣效性试验。非劣效性试验需要的样本量一般比优效性试验大，但是试验成功的可能性也相对增加。

非劣效性试验可以向优效性转换。在非劣效性试验中，对于高优结局指标如缓解率，如果试验药与对照药的疗效差异的 95% 置信区间下限大于 0，研究者就能够下优效性结论；对于低优结局指标如复发率，如果试验药与对照药的疗效差异的 95% 置信区间上限小于 0，研究者也能够下优效性结论。但在优效性试验中，由于只设置了优效性界值，所以当没有得到优效性结论时，也不可以事后再确定非劣效界值进行非劣效推断，毕竟这种条件下确定的非劣效界值很可能引入人为偏倚。因此，在对试验药物的疗效没有信心时，要避免使用优效性设计。

参考文献

［1］JURCZAK W，MOREIRA I，KANAKASETTY G B，et al. Rituximab biosimilar and reference rituximab in patients with previously untreated advanced follicular lymphoma（ASSIST-FL）：primary results from a confirmatory phase 3，double-blind，randomised，controlled study. Lancet Haematol，2017，4（8）：e350 – e361.

［2］MAGGIO A，KATTAMIS A，FELISI M，et al. Evaluation of the efficacy and safety of deferiprone compared with deferasirox in paediatric patients with transfusion-dependent haemoglobinopathies（DEEP-2）：a multicentre，randomised，open-label，non-inferiority，phase 3 trial. Lancet Haematol，2020，7（6）：e469 – e478.

［3］XUAN L，WANG Y，HUANG F，et al. Sorafenib maintenance in patients with FLT3-ITD acute myeloid leukaemia undergoing allogeneic haematopoietic stem-cell transplantation：an open-label，multicentre，randomised phase 3 trial. Lancet Oncol，2020，21（9）：1201 – 1212.

［4］WOYACH J A，RUPPERT A S，HEEREMA N A，et al. Ibrutinib Regimens versus Chemoimmunotherapy in Older Patients with Untreated CLL. N Engl J Med，2018，379（26）：2517 – 2528.

［5］ ICH-E9. Statistical principles for clinical trials. 1998.

［6］ ICH-E10. Choice of control group and related issues in clinical trials. 2000.

［7］ 黄钦，赵明．对临床试验统计学假设检验中非劣效、等效和优效性设计的认识．中国临床药理学杂志，2007，23（1）：63－67.

［8］ MAURI L，D' AGOSTINO R B SR. Challenges in the Design and Interpretation of Non-inferiority Trials. N Engl J Med，2017，377（14）：1357－1367.

［9］ COMMITTEE FOR PROPRIETARY MEDICINAL PRODUCTS. Points to consider on switching between superiority and non-inferiority. Br J Clin Pharmacol，2001，52（3）：223－228.

［10］ CCTS 工作小组，夏结来．非劣效临床试验的统计学考虑．中国卫生统计，2012，29（2）：270－274.

［11］ FDA. Guidance for industry non-inferiority clinical trials. 2010.

［12］ EMA CPMP. Guideline on the choice of the non-inferiority margin. 2005

［13］ 陶丽新，胡良平，周诗国．成组设计定性资料的三种特殊检验及其 SAS 实现．药学服务与研究，2010，10（6）：409－412.

［14］ 刘玉秀，姚晨，陈峰，等．非劣效性/等效性试验中的统计学分析．中国临床药理学杂志，2000，16（6）：448－452.

［15］ 谷恒明，胡良平．新药临床试验设计中的比较类型．四川精神卫生，2017，30（4）：317－322.

［16］ 刘玉秀，姚晨，陈峰，等．非劣性/等效性试验的样本含量估计及把握度分析．中国卫生统计，2004，21（1）：33－37.

［17］ 王静，胡镜清．对临床试验中显著性检验、区间检验及置信区间检验之间关系一致性的认识．中国临床药理学与治疗学，2011，16（3）：281－286.

［18］ CDE. 抗肿瘤药联合治疗临床试验技术指导原则．2020.

［19］ CDE. 药物临床试验非劣效设计指导原则．2020.

第八章 期中分析与适应性设计

　　临床试验在观察到全部受试者的临床结局后，进行最终的疗效与安全性评估。但在研究过程中，可以进行阶段性的分析，作为期中分析。期中分析的一个重要目的是对药物安全性进行监测，如果发现严重的安全性问题，需要对研究方案进行调整，甚至提前终止研究，以保护受试者。此外，期中分析也可以通过试验阶段性数据评估药物的有效性，如果期中分析显示药物确定无效或有效，可以提前结束试验，防止更多受试者接受无效治疗，或者让有效的治疗尽早应用于临床实践。近年来，在期中分析基础上，发展了适应性设计，即根据阶段性分析的结果，在不损害试验正确性和完整性的前提下，对研究设计进行调整，提高试验的灵活性与试验成功的概率。

第一节 期中分析

　　期中分析是指当试验进行到中间阶段，按照既定的中期分析计划进行一次疗效与安全性评估，以便早期发现试验药物的严重安全性问题或突出的疗效，同时对试验入组速度、执行情况进行全面了解，规避试验失败导致的资源浪费、受试者受到不必要的伤害等风险。

案例：初诊多发性骨髓瘤自体造血干细胞移植与 VMP 强化方案的疗效比较，以及联合或不联合 VRd 巩固方案和来那度胺维持治疗的疗效比较

一、背景与试验目的

　　多发性骨髓瘤的治疗现状因蛋白酶体抑制剂、免疫调节药物和单克隆抗体的出现发生了重要变化。这些药物大幅度提高了初诊初治多发性骨髓瘤患者的缓解率和整体生存率。新药的出现显著改善了患者生存情况，未来有可能取代自体造血干细胞移植作为强化治疗的标准手段。另外，新药巩固治疗的临床获益也值得进一步探讨。因此这项多中心、随机对照、开放标签Ⅲ期试验旨在65岁以下初治多发性骨髓瘤患者中比较标准强化治疗（硼替佐米＋美法仑＋泼尼松）与（大剂量美法仑＋自体造血干细胞移植）的安全性和有效性，此外该研究还比较了VRd巩固方案和来那度胺维持治疗的有无对患者预后的影响。

二、试验方案

1. 研究设计

随机对照、开放标签、Ⅲ期试验。

2. 研究对象

65岁以下初治多发性骨髓瘤患者。纳入标准：年龄为18～65岁，多发性骨髓瘤分期为Ⅰ～Ⅲ期，身体活动能力为0～2级，签署知情同意书。排除标准：肝肾功能障碍；心衰；2级及以上周围神经病变。

3. 程序

第一次随机分组前，受试者接受了3～4个疗程的硼替佐米、环磷酰胺和地塞米松联合诱导化疗，随后进行外周血干细胞动员。第一次随机分组后，VMP组受试者接受VMP方案强化治疗，分配到巩固治疗组的患者接受两个周期的VRD，随后进行来那度胺维持治疗，直至出现进展或不可耐受的毒性。

4. 评价指标

主要结局指标是无进展生存期。次要结局指标是：达到缓解的患者比例、总生存期、安全性、生活质量。

5. 样本量估计

假设第一次随机化后，VMP组中位无进展生存期为25个月，自体HSCT组中位无进展生存期为32个月，与VMP组相比，自体HSCT组疾病进展或死亡的风险降低22%（HR＝0.78），设置 α ＝0.05，β ＝0.2，计算第一次随机化样本量为1202例，预计507例患者发生结局事件。假设第二次随机化后，与无巩固治疗组相比，VRD巩固治疗组疾病进展或死亡的风险降低22%（HR＝0.78），计算第二次随机化样本量为848例，将有514例患者发生结局事件。在结局事件发生率达33%和66%后进行的两次期中分析中，均发现自体HSCT组无进展生存期明显长于VMP组，VRD巩固治疗组无进展生存期明显长于无巩固治疗组。

6. 统计分析方法

卡方检验或Fisher精确概率检验用于组间缓解率和安全性事件发生率比较，绘制Kaplan-Meier生存曲线估计无进展生存期和总生存期，对数秩检验用于组间生存曲线比较，多因素 Cox 风险比例回归用以分析治疗组间生存差异的影响因素。

三、主要结果与结论

1. 基线特征（表 8-1-1）

2011 年 2 月 25 日至 2014 年 4 月 3 日，共有 1 503 例患者入组。

2. 有效性结果（表 8-1-2）

从诱导治疗到首次随机分组的中位时间为 3.7 个月。中位随访时间为 60.5 个月。645 例受试者出现疾病进展或死亡 [自体 HSCT 组 346 例 (49%)，VMP 组 299 例 (60%)]。自体 HSCT 组中位无进展生存期为 56.7 个月，VMP 组中位无进展生存期为 41.9 个月 (HR = 0.73；95% CI：0.62 ~ 0.85；P = 0.0001)。

表 8-1-1　基线特征

	自体 HSCT 组 (n = 702)	VMP 组 (n = 495)	VRD 巩固治疗组 (n = 449)	无巩固治疗组 (n = 428)
年龄（中位数）	58.00	58.00	57.00	58.00
女性	290 (41%)	216 (44%)	190 (42%)	185 (43%)
β2 微球蛋白，mg/L	3.30 (2.34 ~ 4.80)	3.30 (2.40 ~ 5.04)	3.30 (2.40 ~ 5.00)	3.20 (2.31 ~ 4.79)
β2 微球蛋白≤3.5 mg/L	388 (55%)	272 (55%)	252 (56%)	234 (55%)
β2 微球蛋白>5.5 mg/L	136 (19%)	103 (21%)	95 (21%)	74 (17%)
分期				
Ⅰ	291 (41%)	205 (41%)	189 (42%)	181 (42%)
Ⅱ	273 (39%)	187 (38%)	165 (37%)	172 (40%)
Ⅲ	138 (20%)	103 (21%)	95 (21%)	75 (18%)
标危	402/537 (75%)	264/354 (75%)	259/336 (77%)	244/321 (76%)
高危	135/537 (25%)	90/354 (25%)	77/336 (23%)	77/321 (24%)

自体 HSCT 组 5 年总生存率为 75.1%，VMP 组 5 年总生存率为 71.6% (HR = 0.9；95% CI：0.71 ~ 1.13；P = 0.35)。高危亚组中，自体 HSCT 组与 VMP 组相比，总生存期有改善显著 (HR = 0.66；95% CI：0.45 ~ 0.99；P = 0.042)，尤其在携带 del (17p) 的患者亚组中改善更为明显 (HR = 0.48；95% CI：0.27 ~ 0.86；P = 0.014)。

表 8-1-2　自体 HSCT 组与 VMP 组缓解情况

	自体 HSCT 组	VMP 组	P 值
缓解情况			0.032
完全缓解	154（22%）	94（19%）	
部分缓解	79（11%）	89（18%）	
疾病稳定	30（4%）	25（5%）	

第二次随机化分组中位随访时间为 42.1 个月，366 例受试者发生疾病进展或死亡［VRD 巩固治疗组 169 名（38%），无巩固治疗组 197 名（46%）］。VRD 组中位无进展生存期为 58.9 个月，无巩固治疗组中位无进展生存期为 45.5 个月（HR＝0.77；95% CI：0.63～0.95；P＝0.014）。VRD 组 5 年总生存率为 77.2%，无巩固治疗组 5 年总生存率为 72.2%（HR＝0.99；95% CI：0.71～1.39；P＝0.96）。

3. 安全性结果

自体 HSCT 组 3 级及以上严重不良事件发生率高于 VMP 组［3 级：364（56%）*vs.* 227（48%）；4 级或 5 级：529（81%）*vs.* 48（10%）；P＜0.000 1］。第一次随机化分组的治疗相关死亡有 38 例（12%）：自体 HSCT 组 26 例（68%），VMP 组 12 例（32%），最常见的死因为感染［8 例（21%）］，心衰［6 例（16%）］。

4. 主要结论

这项研究支持仍使用自体 HSCT 作为初诊多发性骨髓瘤患者的强化治疗手段，强化治疗后应使用巩固治疗。

研究设计解读

1. 期中分析简介

期中分析是增加临床试验灵活性的一种方法，在累积到一定试验数据后，研究者根据设计阶段拟定好的分析计划，在试验中期对药物有效性和安全性进行评价，根据评价结果决定试验是否继续。

期中分析方法有助于研究者在完成全部样本量前对试验有早期的把控，其目的分为四类。第一类是有效性评价，期中分析允许试验药物因早期突出的疗效表现、已达到既定的疗效标准而提前结束试验，也允许因发现试验药物无效而早期终止试验，在多剂量组平行对照试验中，还允许剔除无效的试验组。因有效提前结束有助于节省试验资金，缩短试验进程，提高试验效率，尽早使更多患者获益；因无效早期终止试验有助于避免受试者暴露于无效治疗，防止因失败导致的样本量、资源浪费。第二类是安全性评价，当试验药物显示出的药物毒性不可被患者耐受时，可考虑早期终止。第三类是试验情况，当各中心入组过慢、执行过程出现重大失误或整个执行过程质量较差以至于试验不能继续进行时，可早期终止试验。第四类是样本量再估计，由于在设计阶段对试验药物的疗效估计可能不够准确，通过期中分析获取的阶段性疗效数据可重新估计样本量。

2. 期中分析的截点选择

期中分析的截点可分为日期截点和信息截点。日期截点指设计阶段确定某一具体日期，试验进行到该日期进行期中分析。信息截点指试验累积到一定的数据量后再进行期中分析，相比于日期截点，信息截点的可操作性强，不受入组速度影响，在实际临床试验中尤其是以生存数据为结局的试验中应用较为广泛，例如可以将信息截点设置为完成试验的受试者数在全部样本量中的占比，也可以设置为结局事件达到预定的数量（通常为预期总量的某一比例）。

案例：艾曲泊帕治疗慢性免疫性血小板减少症

一、背景与试验目的

免疫性血小板减少症（ITP）是一种自身免疫性疾病，其机制是抗血小板抗体加速血小板破坏并损害巨核细胞干扰血小板生成。ITP 出血情况通常很少，但持续的低血小板状态会增加严重出血的风险。慢性 ITP 的治疗目标是维持血小板水平和防止出血，常见的 ITP 治疗方式包括糖皮质激素和静脉注射免疫球蛋白，这两种方式主要是通过改善血小板破坏的程度来增加 ITP 患者血小板计数。近年来，ITP 治疗方式中新引入了增强血小板生成的治疗方法，艾曲泊帕（SB-497115）是一种口服小分子非肽血小板生成素受体激动剂，该药物通过与受体的跨膜结构域相互作用来启动血小板生成素受体信号传导，从而诱导巨核细胞谱系中细胞的增生和分化。在临床前研究中，对血小板计数正常的志愿者以及丙型肝炎病毒感染引起的血小板减少症患者，给予艾曲泊帕可提高血小板的生成。本研究旨在评估艾曲泊帕治疗复发难治性慢性 ITP 成年患者的安全性和有效性。

二、试验方案

1. 研究设计
该研究是一项多中心，随机，双盲，安慰剂对照试验，采用了成组序贯设计方法。
2. 研究对象
受试者年龄≥18 岁，至少 6 个月的 ITP 病史，之前接受过至少 1 次 ITP 治疗，入组

时血小板计数 < 30 000/mm³, 中性粒细胞、网织红细胞计数、肌酐和肝酶值在正常范围内。排除具有以下情况的患者: 继发性免疫性血小板减少症、血红蛋白水平 < 10 g/dL、充血性心力衰竭、心律不齐、血栓形成、入组前 3 个月内发生心肌梗死、哺乳或怀孕。

3. 治疗方法

采用分层随机的方法, 根据是否接受过 ITP 药物、脾切除术, 以及基线血小板计数将患者以 1 : 1 : 1 : 1 的比例被随机分配至安慰剂组, 每日口服 30 mg、50 mg 和 75 mg 艾曲泊帕组, 治疗期最长为 6 周。为降低血小板增多症的风险, 当血小板计数超过 200 000/mm³ 时停止治疗。

4. 评价指标

主要结局规定为研究第 43 天血小板计数 ≥ 50 000/mm³。次要结局包括安全性、耐受性、出血、血小板生成素水平和生活质量。

5. 主要统计分析方法

采用成组序贯设计。最大预期样本量设置为 272, 按照成组序贯设计的规则, 将患者分为 4 个小组依次入组, 每个小组 68 例受试者。两次期中分析计划的信息截点分别是入组例数达到最大预期样本量的 1/3 和 2/3 且受试者数据均可评估。假设安慰剂组的有效率 (血小板计数 ≥ 50 000/mm³) 为 30%, 该试验在单侧 2.5% 的显著性水平上具有 90% 的统计功效检测出安慰剂组与艾曲泊帕组 30% 的有效率差异。Logistic 回归分析用于分层因素调整, 评估分层因素与治疗反应的交互作用。第一次期中分析包括 104 例患者数据, 设置因有效终止边界为单侧 $P \leq 0.0113$, 因无效终止边界为单侧 $P \geq 0.333$ 或安全性事件。在第一项中期分析中, 50 mg 和 75 mg 艾曲泊帕组符合预定的有效终止标准, 30 mg 艾曲泊帕组在有效或无效方面均未达到终止标准, 但鉴于 50 mg 组和 75 mg 组的高有效率以及 4 个干预组不良事件发生率近似, 因此终止了 30 mg 艾曲泊帕组。最终分析中包括了 118 例患者数据, 描述性统计用于人口学特征、基线特征以及安全性数据评估。

三、主要结果与结论

1. 基线特征 (表 8-1-3)

表 8-1-3 基线特征

	安慰剂 (n = 29)	艾曲泊帕 30 mg (n = 30)	艾曲泊帕 50 mg (n = 30)	艾曲泊帕 75 mg (n = 28)	全部 (n = 117)	P 值
年龄 (岁)						0.04
中位数	42	51	45	55	50	

续表

	安慰剂 ($n = 29$)	艾曲泊帕 30 mg ($n = 30$)	艾曲泊帕 50 mg ($n = 30$)	艾曲泊帕 75 mg ($n = 28$)	全部 ($n = 117$)	P 值
范围	18~85	23~79	23~81	18~85	18~85	
男性 n（%）	13（45）	14（47）	9（30）	8（29）	44（38）	0.33
种族 n（%）						0.02
非洲	1（3）	1（3）	—	—	2（2）	
亚裔	2（7）	4（13）	12（40）	3（11）	21（18）	
欧美	25（86）	25（83）	18（60）	25（89）	93（79）	
分层因素 n（%）						
脾切除	14（48）	15（50）	15（50）	11（39）	55（47）	0.82
ITP 治疗	6（21）	10（33）	12（40）	10（36）	38（32）	0.43
血小板 ≤15 000/mm³	14（48）	15（50）	12（40）	15（54）	56（48）	0.82
先前治疗						0.52
≥1	28（97）	29（97）	30（100）	26（93）	113（97）	
≥2	21（72）	26（87）	24（80）	16（57）	87（74）	
≥3	14（48）	17（57）	18（60）	11（39）	60（51）	
≥4	12（41）	12（40）	12（40）	6（21）	42（36）	

2. 有效性结果

安慰剂组、30 mg 组、50 mg 组、75 mg 组内达到主要结局的受试者百分比分别为 11%、28%、70% 和 81%（$P < 0.001$）。治疗第 8 天时，50 mg 组中有 44% 和 75 mg 组中有 62% 的受试者血小板计数为 ≥50 000/mm³。第 15 天，50 mg 组中有 88% 和 75 mg 组中有 81% 的受试者血小板计数接近正常值范围。第一次中期分析时，50 mg 组和 75 mg 组达到了有效终止标准，故申办方终止了该试验。研究期间，安慰剂组、30 mg 组、50 mg 组、75 mg 组内血小板计数超过 200 000/mm³ 的受试者百分比分别为 4%、14%、37% 和 50%。75 mg 组血小板计数上升早于其他 30 mg 组和 50 mg 组。治疗第 8 天时，50 mg 组和 75 mg 组中有超过 10% 的受试者血小板计数为 ≥200 000/mm³，第 15 天时这个比例达到 25% 以上。进一步分析表明，疗效与脾切除、年龄和种族之间无显著交互作用。在 75 mg 组中同时使用 ITP 药物的患者具有较高的有效率。

安慰剂组、30 mg 组、50 mg 组和 75 mg 组在治疗期间的出血发生率分别为 14%、17%、7% 和 4%。50 mg 和 75 mg 组的出血发生率随血小板计数增加而降低（图 8-1-1）。

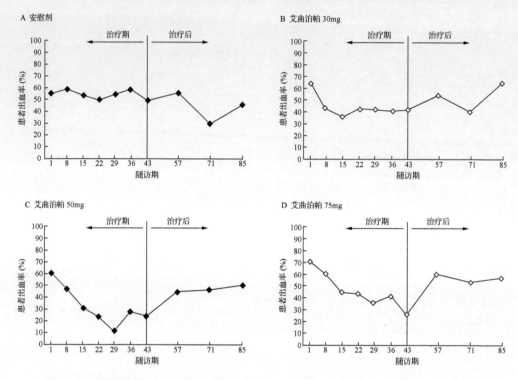

图 8-1-1　安慰剂组，艾曲泊帕 30 mg、50 mg、75 mg 组治疗期间与治疗后出血率变化

3. 安全性结果

四个干预组的不良事件发生率和严重程度均相似。最常见的不良事件是轻中度头痛（表 8-1-4）。

表 8-1-4　不良事件

	安慰剂 （$n = 29$）	艾曲泊帕 30 mg （$n = 30$）	艾曲泊帕 50 mg （$n = 30$）	艾曲泊帕 75 mg （$n = 28$）
头痛	6（21）	4（13）	3（10）	6（21）
天门冬氨酸转氨酶升高	—	1（3）	—	2（7）
便秘	2（7）	1（3）	—	2（7）
疲劳	5（17）	—	1（3）	2（7）
皮疹	1（3）	1（3）	—	2（7）
贫血	2（7）	1（3）	1（3）	1（4）
腹泻	2（7）	—	—	1（4）
周围性水肿	2（7）	—	1（3）	1（4）

4. 主要结论

经艾曲泊帕治疗后，复发或难治性 ITP 患者的血小板计数呈药物剂量依赖性增加。

研究设计解读

1. 成组序贯设计

成组序贯设计是由期中分析衍生来的一种设计方法，可以充分发挥期中分析的优势。当研究者对试验药物疗效十分有信心时，通常希望在完成一定数量样本且达到预期疗效标准后提前结束试验；或者在发现试验药物有明显劣势后及时终止试验，因此研究者按入组时间将受试者分为几个小组，每个小组访视结束后分析累积的有效性和安全性数据，依据评价结果判断试验是否继续进行，下一个小组的受试者是否入组接受干预。

研究者和统计学人员一旦决定采用成组序贯设计，方案里的受试者分组、期中分析截点与次数、试验继续进行或终止的标准、采用的统计学方法等在设计阶段都要予以明确。由于在试验期间完成多次假设检验，这样的多重比较会增加犯 Ⅰ 类和 Ⅱ 类错误的概率。例如，设置检验水准为 0.05，多次期中分析后因发现疗效显著而提前结束试验，其实这时的总 Ⅰ 类错误概率已经超过 0.05；如果因发现药物无效早期终止，这时的总 Ⅰ 类错误概率虽无变化，但总 Ⅱ 类错误概率会明显增大。为防止 Ⅰ 类、Ⅱ 类错误膨胀，在设计时要对检验水准和检验效能做出相应的校正，常见的校正方法有 Pocock 法、O'Brien-Fleming 法、α 消耗函数法、β 消耗函数法、随机缩减方法。在成组序贯或期中分析设计阶段，上述方法的应用与选择需统计学人员的协助。

2. 期中分析和成组序贯设计的注意事项

（1）期中分析和成组序贯设计的计划必须在试验方案中详细说明，包括期中分析截点与次数、成组序贯设计每组受试者例数、主要结局指标、统计学方法、Ⅰ 类错误率校正方法、试验终止的标准等。

（2）如果试验采用了盲法，包括单盲、双盲或三盲，那么在期中分析时必须依然保持对应的研究者、受试者和统计人员处于盲态，期中分析的执行要交由专门的独立数据委员会执行，分析结果和期中决策依据要对研究者、受试者和统计人员严格保密。

（3）当期中分析结果提示试验药物疗效显著时，可以考虑提前结束试验，但根据阶段性结果将试验提前结束也有一定风险。一方面，期中分析时未完成全部的样本量，使用的数据只能代表已入组的受试者疗效，不能充分保证结果的稳定性与可重复性。另一方面，阶段性结果提示的疗效显著存在一定变异，结果的可靠程度弱于完成全部样本量后得到的药物有效性证据。

第二节 适应性设计

随机对照试验已被视为目前临床研究方法的金标准，但传统的随机对照试验仍然存在一些缺点，例如需要较大样本量、较长的研究时间和较高的研究成本。传统临床试验中目标人群的确定、样本量估算、干预措施选择及疗效估计等方面通常来源于既往文献或临床实践经验，但设计阶段的预期往往与试验实际结果存在一定差异，由此增大了试验失败的概率。如果能在试验期间进行阶段性分析，发现设计时的偏差并及时修正，使研究方案更适应当前的研究环境，这不仅能避免试验失败，也能提高研究效率和降低研究成本。

适应性设计极大满足了研究者对临床试验灵活性的要求。美国 FDA 于 2019 年发布的 *Adaptive Designs for Clinical Trials of Drugs and Biologics* 中将适应性设计定义为可基于临床试验阶段性数据，在试验期间对后续试验方案的一个方面或多个方面有计划地进行前瞻性调整的一种设计方法。试验方案中可调整的部分主要有样本量、受试者分配、目标人群特征、检验假设、优效组的加入和劣效组的舍去、主要结局指标等。本章以适应性随机化为例，对适应性设计的原理及方法进行概括性介绍。

案例：地西他滨 5 天和 10 天方案治疗初诊老年急性髓系白血病

一、背景与试验目的

老年急性髓系白血病患者多伴有高危细胞遗传学异常和对大剂量化疗耐受性较低，导致该人群整体预后情况较差。地西他滨是一种 DNA 甲基化特异性抑制剂（HMA），通常用于治疗老年急性髓系白血病。标准剂量 HMA 如地西他滨的完全缓解率（CR）和血液学不完全恢复下的完全缓解率（CRi）为 20% 至 30%。一项在老年急性髓系白血病患者中比较地西他滨、低剂量阿糖胞苷／支持治疗的随机对照试验结果显示，地西他滨组显示出较好的生存获益（HR：0.82；95% CI：0.69~0.99；$P=0.037$）。

Blum W 等人的一项单臂试验发现地西他滨 10 天方案的完全缓解率为 47%，其中 64% 的患者形态学上达无病状态。*TP53* 突变在急性髓系白血病中与化疗耐药和预后不良高度相关，一项老年急性髓系白血病研究发现，延长地西他滨给药方案可能使携带 *TP53* 突变的急性髓系白血病患者有更明显获益，该试验在应用地西他滨 10 天方案后所

有具有 *TP53* 突变的患者均达到骨髓原始细胞清除，而野生型 *TP53* 患者中只有41%的患者达到骨髓原始细胞清除，并且 *TP53* 突变患者达到缓解所需时间较短。

由于目前尚无随机对照试验验证地西他滨10天方案是否优于地西他滨5天方案，因此该研究的目的在于在不适合进行大剂量化疗的急性髓系白血病老年患者中比较地西他滨5天方案和10天方案的疗效和安全性。

二、试验方案

1. 研究设计

随机对照Ⅱ期，贝叶斯适应性设计（适应性随机化）。

2. 研究对象

入组标准：≥60岁初诊急性髓系白血病且不适用于大剂量化疗的成年人；或＜60岁且不适用于接受强蒽环类药物和阿糖胞苷化疗的成年人；允许既往患有骨髓增生异常综合征或骨髓增生性肿瘤并接受治疗的患者；进行治疗 ECOG≤3；肝肾功能正常；签署知情同意。

排除标准：既往接受过 HMA 药物治疗；患有严重感染、患有严重并发症如充血性心衰、不稳定心绞痛等；既往6个月内患有需要化疗和（或）放疗的其他癌症（非黑色素瘤皮肤癌除外）；患有精神疾病。

3. 治疗方法

治疗组1：地西他滨5天方案（连续5天静脉注射地西他滨20 mg/m²）。

治疗组2：地西他滨10天方案（连续10天静脉注射地西他滨20 mg/m²）。

患者可接受多达3个疗程的地西他滨，一旦达到完全缓解或血液学不完全恢复下的完全缓解后，患者可再接受连续5天每天20 mg/m²的地西他滨巩固化疗。

4. 评价指标

主要结局包括完全缓解率（CR）、血液学不完全恢复下的完全缓解率（CRi）、血小板不完全恢复下的完全缓解率（CRp）。次要结局包括持续缓解时间、无复发生存期、总生存期和安全性。

5. 样本量估计

最大样本容量为100例。根据先前的研究，地西他滨5天方案组和地西他滨10天方案组的复合缓解率（CRp + Cri + CR）约为30%。假设复合缓解率遵循先验 Beta 分布（0.6，1.4），根据观察到的完全缓解例数更新 Beta 分布。每一组中观察到 x 个完全缓解患者和 y 个非完全缓解患者后，复合缓解率的后验分布更新为 Beta（0.6 + x，1.4 + y）。从每组第21个患者开始，将地西他滨5天方案组（A 组）的复合缓解率与地西他滨10天方案组（B 组）的复合缓解率进行比较。为避免试验结果在早期阶段即倾向某一组，故使用以下随机化公式来分配患者：$Aa = \dfrac{\sqrt{Pa}}{\sqrt{Pa} + \sqrt{Pb}}$；Ab = 1 − Aa（Aa：将患者分配到 A 组的概率；Ab：将患者分配到 B 组的概率；Pa：A 组优于 B 组的后验概率；Pb：B 组优于 A 组的后验概率）。

规定在任意时间点，B 组疗效优于 A 组疗效的概率（Pb）大于 0.95，可认定 B 组疗效优于 A 组，试验可因早期成功终止。若达到最大样本容量时，若 B 组疗效优于 A 组疗效的概率（Pb）大于 0.90 时，则可认定 B 组疗效优于 A 组。

6. 主要统计分析方法

采用卡方检验分析比较两个治疗组之间的完全缓解率。绘制 Kaplan-Meier 生存曲线估计持续缓解时间、无复发生存期和总生存期，并采用对数秩检验进行两组生存曲线比较。配对 t 检验用于比较治疗前和治疗后骨髓样品中的 *TP53* 等位基因突变频率。

三、主要结果与结论

1. 基线特征

共 71 名患者入选并进入随机分组（地西他滨 5 天方案组 28 例，地西他滨 10 天方案组 43 例）。两组样本量不均是由于试验早期地西他滨 10 天方案疗效更好，受试者入选该组的概率较大。

组间基线特征基本一致，地西他滨 5 天方案组和地西他滨 10 天方案组的中位年龄分别为 77 岁和 78 岁。5 天方案组和 10 天方案组中分别有 10 例患者（36%）和 13 例患者（30%）ECOG 评分为 2~3。伴有高危细胞遗传学异常的患者数分别为 13 例（46%）和 24 例（56%）。伴有 TP53 突变的患者数分别为 7 例（29%）和 17 例（41%）。

2. 有效性结果

（1）完全缓解率

两种地西他滨给药方案的复合缓解率相似，5 天方案组为 43%（95% CI：0.26~0.60）；10 天方案组为 40%（95% CI：0.26~0.54）（$P = 0.78$）。两组的总缓解率差为 3%（95% CI：−0.21~0.27）。经分析，如果试验继续进行到预设的最大样本量（$n = 100$）时，认为 5 天方案组优于 10 天方案组的概率为 11%；10 天方案组优于 5 天方案组的概率为 0.1%。因此判定这项试验未达到有效界值而终止。

5 天方案组和 10 天方案组的完全缓解率分别为 29% 和 30%。在达到缓解的患者中，两组骨髓残留阴性率无显著差异（5 天方案组：42%，10 天方案组：40%），但地西他滨 10 天方案更易达到早期缓解。5 天方案组和 10 天方案组达到最佳缓解的中位疗程数均为 2。一疗程诱导后，5 天方案组中有 1 名患者（4%）达到完全缓解，10 天方案组中 6 名患者（14%）达到完全缓解（$P = 0.15$）。经疾病亚组分析，各亚组间缓解率无显著差异。

（2）生存期

总随访时间为 38.2 个月，中位随访时间为 5.3 个月。5 天方案组和 10 天方案组的中位缓解时间分别为 9.4 个月和 6.4 个月，1 年持续缓解率分别为 26% 和 33%（$P =$ 0.98）。在 29 例完全缓解的患者中，有 19 例随后出现复发（5 天方案组 8 例；10 天方案组 11 例）。无复发中位生存期分别为 5.7 个月和 4.6 个月，一年无复发生存率分别为 21% 和 27%（$P = 0.95$）。最后一次随访中，有 9 名患者存活（5 天方案组 5 例；10 天方案组 4 例）。中位生存期分别为 5.5 个月和 6.0 个月，1 年生存率均为 25%。经亚组分析后，两方案组的总生存期未观察显著差异。

（3）治疗强度及地西他滨对 *TP53* 突变的急性髓系白血病的影响

5 天方案组和 10 天方案组接受的中位疗程数分别为 2 和 3。在完全缓解的患者中，两组的中位疗程数分别为 5 和 6。

对地西他滨治疗后受试者样本中 *TP53* 等位基因突变频率进行了探索性的事后分析。基线水平下，65 例患者中有 24 例（37%）共检测出 31 个 *TP53* 突变，有 6 例（9%）检测到一个以上的 *TP53* 突变。治疗前 *TP53* 等位基因突变频率中位数 10 天方案组（50.3%）高于 5 天方案组（23.1%）。

17 例患者在治疗后的一个或多个的时间点进行了 *TP53* 测序。达到缓解患者与未达缓解的患者相比，基线 *TP53* 等位基因突变频率无显著差异（$P = 0.70$）。达到缓解患者在第 1 疗程结束时 *TP53* 等位基因突变频率显著下降（基线等位基因突变频率平均值 ± 标准差：53.2% ± 19.7%，第 1 疗程末等位基因突变频率平均值 ± 标准差：27.5% ± 23.9%，$P < 0.001$）。未达到缓解患者 *TP53* 等位基因突变频率无明显变化。

3. 安全性结果

不良事件多为 1~2 级。3~4 级不良事件多为中性粒细胞减少（5 天方案组 7 例，10 天方案组 14 例）和感染（5 天方案组 5 例，10 天方案组 16 例）。5 天方案组中 1 名患者死于败血症引起的中性粒细胞减少，感染和出血；10 天方案组中 6 名患者死于感染。两种方案的早期死亡率近似，5 天和 10 天方案组的 30 天死亡率分别为 4% 和 9%，60 天死亡率分别为 21% 和 25%。

4. 主要结论

在这项随机对照 II 期试验中，地西他滨 5 天方案和 10 天方案在缓解率、持续缓解时间和生存率方面无显著差异。地西他滨 10 天方案治疗可能更易达到早期缓解，但总体上两种方案的疗效无明显差异。

研究设计解读

1. 适应性设计的概述

传统临床试验在设计过程中通常需要参考临床经验和前期试验数据，基于这些经验和数据提出的药物疗效假设可能与试验实际情况存在较大差异，这些差异相应增加了试验失败的风险。为了避免这种因设计偏差导致的试验失败，研究者希望能够在试验中期对试验方案进行合理调整，但依然保证其科学性、完整性和可行性不变，因此近些年来适应性设计开始成为临床研究设计的热点。

适应性设计是由期中分析和成组序贯设计衍生而来，与后两者相比，适应性设计极大提高了临床试验的灵活性，比如成组序贯设计只能根据试验阶段性结果决定试验能否继续进行，但适应性设计允许研究者根据阶段性结果进行方案修改，例如调整样本量、重新规定主要结局指标、缩小目标人群范围等，这些适应性调整不仅提高了试验成功率，也极大增加了研究效率。但必须注意的是，在具备上述优势的同时，适应性调整也为试验的设计与实施、试验结果的解释等增加了困难，例如多次阶段性分析引起的 I 类错误膨胀、适应性随机化可能破坏了传统随机化均衡组间混杂因素的作用、调整目标人群或试验假设时可能人为引入偏倚，这些问题都会对结果发表造成一定阻碍。

在实际应用中，研究者对适应性设计应持有十分谨慎的态度，从合理性、完整性、可行性三方面慎重考虑。

（1）合理性是指阶段性分析的多次假设检验要求严格控制 I 类错误率，防止对疗效的估计有偏。更为重要的是，根据多次假设检验结果对试验设计做出相应调整本质上是为了获得阳性结论，所以即使最终在统计学层面给出了阳性结果，也必须对药物的临床获益进行评估，若获益并无实际临床意义，也不能认定药物疗效已达试验预期。

（2）完整性是指适应性调整的计划应在方案中写明，包括期中分析的截点、采取适应性调整的方式等方面，在试验过程中要严格按照方案的期中分析计划实施，避免适应性调整带来的操作偏倚。目前提倡设立独立数据监察委员会，该委员会由统计学专家和临床专家构成，主要负责期中分析计划的实施、结果的解释判断和为后续方案修正提供建议。为保证试验盲态，独立数据监察委员会只能指导方案要如何修改，但期中分析的结果不能告知研究者和受试者以防主观因素对方案执行产生不良影响。

（3）可行性是指对方案做出的适应性调整在实际中要可以实施，这有赖于方案的完善、试验数据收集、清理、分析的效率，试验药物的管理，如果涉及适应性随机化调整还应具备快速更改随机化和药物分配的机制等，这样才能使方案修正得以顺利执行。

2. 适应性设计的分类

适应性设计涵盖了方案中各个要点的调整，这个"调整"不是为了挽救极有可能失败的试验，而是有计划地修正试验，利用阶段性数据摸清实际情况，对设计时假定的试验药物疗效、安全性、目标患病人群特征等方面做出不违背科学性的调整，以符合当前的研究环境。常见的适应性设计方法有以下几种。

（1）样本量再估计：在制订试验时，对样本量的估算基于临床经验和历史资料对试验药物的假设，但这种假设具有不确定性，故对疗效的预判难免有误差，得出的样本量就可能不是最优的。如果样本量过小，试验药与对照药的差异难以观察到，如果样本量过大，也消耗了大量不必要的资源。研究者若在试验过程中通过期中分析发现了实际疗效与预期之间的差异，那么在这样的情况下，就能直接运用累积数据提供的药物有效性信息重新计算样本量，以达到新样本量更适应试验环境的目的。样本量再估计可在盲态下开展也可以揭盲开展，盲态下的再估计是指试验组和对照组的数据合并分析，利用汇总后的信息重新估算样本，这一过程不涉及组间比较也无须校正检验水准，在保证盲态的前提下开展也不易引入偏倚；揭盲下的再估计是指利用分组信息做组间比较，这一过程就需要校正检验水准，一般若计算的新样本量小于初始样本量，则保持初始样本量不变继续试验。

（2）适应性随机化：在临床试验中，一般采用随机化分组的方式平衡组间混杂因素，全部的受试者都在同等的概率下被分配至干预组或对照组，默认除干预因素外的其他因素在各组间都保持均衡分布，避免混杂偏倚掩盖或夸大试验药疗效。而适应性随机化是在试验进程当中调整随机化方案，根据试验前期受试者的结果计算最优分配比例，根据这一比例调整后续各组受试者进入干预组或对照组的概率，使之后的受试者被分配至优效组的可能性更大。常见的适应性随机化分为反应变量－适应性随机化、协变量－适应性随机化、贝叶斯适应性随机化。但适应性随机化在一定程度上破坏了传统随机化的原则，例如在反应变量－适应性随机化方法中受试者进入各组的概率不再相等；协变量－适应性随机化方法中先入组受试者的特征分布决定了后续受试者被分配至各处理组的概率，这可能给试验增加了选择偏倚。

（3）适应性富集设计：这种富集设计方法是指在阶段性分析中，研究者发现试验药针对特定亚组患者疗效显著时，可以调整后续试验中该亚组受试者的入组率，将研究重点聚焦到具有该亚组特征的患者群体上，从而达到精准定位目标人群的目的。例如期中分析结果提示在某一亚组患者中，接受试验药治疗的受试者缓解率显著高于接受对照药的受试者，那么在下一个试验阶段适当提高该亚组的入组率，或者用增加总样本量的方式提高该亚组的入组。但这种方法在实际应用时也受到诸多限制，大多数情况下阶段性结果只能提示试验药对某一亚组疗效显著，但对整个目标人群的疗效并不明确，这时如果只选择加大该亚组入组，可能丧失了验证试验药对全体目标人群有效性的机会，而且试验药对其他亚组可能也有效，这种有效性将会被遗漏；如果增加总样本量，也存在最终不能获得阳性结果的可能。

3. 适应性设计的注意事项

适应性设计因其灵活性较强的特点深受研究者的青睐，但实际应用并不广泛。这种设计方法的重要前提是对方案做出的适应性调整不得损害试验的科学性和完整性；其次在统计学层面，期中分析计划要有明确的假设检验方法、Ⅰ类错误概率校正方法，必要时还需做统计模拟试验评估统计推断的合理性；另外在调整的时候要尽量避免人为引入操作偏倚，例如涉及盲态的试验，期中揭盲分析只能由独立数据委员会执行，研究者、受试者甚至最终的统计人员必须自始至终保持盲态，防止破盲引入的偏差会对试验决策产生不利影响。

为避免适应性设计的滥用，研究者在制订试验方案时必须结合统计学人员的意见，详细地讨论关于使用适应性设计的目的、拟采用的适应性设计方法、能够提供的做适应性调整的必要性证据、后期结果的解释等方面内容。总体而言，在临床试验中采用适应性设计方法仍处于一个探索时期，在临床、统计和监管方面的所有科学问题都得到妥善解决之前还有很长的路要走。

参考文献

［1］CAVO M, GAY F, BEKSAC M, et al. Autologous haematopoietic stem-cell transplantation versus borte-zomib-melphalan-prednisone, with or without bortezomib-lenalidomide-dexamethasone consolidation thera-py, and lenalidomide maintenance for newly diagnosed multiple myeloma（EMN02/HO95）：a multicen-tre, randomised, open-label, phase 3 study. Lancet Haematol, 2020, 7（6）：e456 - e468.

［2］BUSSEL J B, CHENG G, SALEH M N, et al. Eltrombopag for the treatment of chronic idiopathic throm-bocytopenic purpura. N Engl J Med, 2007, 357（22）：2237 - 2247.

［3］SHORT N J, KANTARJIAN H M, LOGHAVI S, et al. Treatment with a 5-day versus a 10-day schedule of decitabine in older patients with newly diagnosed acute myeloid leukaemia：a randomised phase 2 tri-al. Lancet Haematol, 2019, 6（1）：e29 - e37.

［4］CUI L, HUNG H M, WANG S J. Modification of sample size in group sequential clinical trials. Biomet-rics, 1999, 55（3）：853 - 857.

［5］陈建平，魏永越，陈峰，等. 期中分析的条件把握度及样本含量再估计. 中国卫生统计, 2010, 27（4）：361 - 363.

［6］陈建平. 临床试验期中分析与决策：条件把握度的应用. 南京医科大学, 2011.

［7］CHOW S C. Adaptive clinical trial design. Annu Rev Med, 2014, 65：405 - 415.

［8］BOTHWELL L E, AVORN J, KHAN N F, et al. Adaptive design clinical trials：a review of the litera-ture and ClinicalTrials. gov. BMJ Open, 2018, 8（2）：e018320.

［9］BHATT D L, MEHTA C. Adaptive Designs for Clinical Trials. N Engl J Med, 2016, 375（1）：65 - 74.

［10］MISTRY P, DUNN J A, MARSHALL A. A literature review of applied adaptive design methodology within the field of oncology in randomised controlled trials and a proposed extension to the CONSORT guidelines. BMC Med Res Methodol, 2017, 17（1）：108.

［11］KORN E L, FREIDLIN B. Adaptive Clinical Trials：Advantages and Disadvantages of Various Adaptive Design Elements. J Natl Cancer Inst, 2017, 109（6）：djx013.

［12］DIMAIRO M, PALLMANN P, WASON J, et al. The adaptive designs CONSORT extension（ACE）statement：a checklist with explanation and elaboration guideline for reporting randomised trials that use an adaptive design. Trials, 2020, 21（1）：528.

［13］FDA Draft Guidance for Industry. Adaptive Designs for clinical trials of drugs and biologics. https：//www. fda. gov/drugs/guidances-drugs/all-guidances-drugs2018.

［14］CDE. 药物临床试验适应性设计指导原则（征求意见稿）. 2020.

［15］CDE. 药物临床试验多重性问题指导原则（试行）. 2020.

［16］CDE. 抗肿瘤药物临床试验统计学设计指导原则（试行）. 2020.

［17］CDE. 药物临床试验富集策略与设计指导原则（试行）. 2020.

［18］CDE. 药物临床试验的生物统计学指导原则. 2020.

附表 1　Simon 二阶段设计样本量

Simon 二阶段设计样本量 $\pi_1 - \pi_0 = 0.2$

π_0	π_1	最优化设计				最小最大设计			
		中止临界值		EN	PET	中止临界值		EN	PET
		$\leqslant r_1/n_1$	$\leqslant r/N$			$\leqslant r_1/n_1$	$\leqslant r/N$		
0.05	0.25	0/9	2/24	14.5	0.63	0/13	2/20	16.4	0.51
		0/9	2/17	12.0	0.63	0/12	2/16	13.8	0.54
		0/9	3/30	16.8	0.63	0/15	3/25	20.4	0.46
0.10	0.30	1/12	5/35	19.8	0.65	1/16	4/25	20.4	0.51
		1/10	5/29	15.0	0.74	1/15	5/25	19.5	0.55
		2/18	6/35	22.5	0.71	2/22	6/33	26.2	0.62
0.20	0.40	3/17	10/37	26.0	0.55	3/19	10/36	28.3	0.46
		3/13	12/43	20.6	0.75	4/18	10/33	22.3	0.50
		4/19	15/54	30.4	0.67	5/24	13/45	31.2	0.66
0.30	0.50	7/22	17/46	29.9	0.67	7/28	15/39	35.0	0.36
		5/15	18/46	23.6	0.72	6/19	16/39	25.7	0.48
		8/24	24/63	34.7	0.73	7/24	21/53	36.6	0.56
0.40	0.60	7/18	22/46	30.2	0.56	11/28	20/41	33.8	0.55
		7/16	23/46	24.5	0.72	17/34	20/39	34.4	0.91
		11/25	32/66	36.0	0.73	12/29	27/54	38.1	0.64
0.50	0.70	11/21	26/45	29.0	0.67	11/23	23/39	31.0	0.50
		8/15	26/43	23.5	0.70	12/23	23/37	27.7	0.66
		13/24	36/61	34.0	0.73	14/27	32/53	36.1	0.65

续表

π_0	π_1	最优化设计				最小最大设计			
		中止临界值		EN	PET	中止临界值		EN	PET
		$\leq r_1/n_1$	$\leq r/N$			$\leq r_1/n_1$	$\leq r/N$		
0.60	0.80	6/11	26/38	25.4	0.47	18/27	24/35	28.5	0.82
		7/11	30/43	20.5	0.70	8/13	25/35	20.8	0.65
		12/19	37/53	29.5	0.69	15/26	32/45	35.9	0.48
0.70	0.90	6/9	22/28	17.8	0.54	11/16	20/25	20.1	0.55
		4/6	22/27	14.8	0.58	19/23	21/26	23.2	0.95
		11/15	29/36	21.2	0.70	13/18	26/32	22.7	0.67

π_0：最大无效界值；π_1：最小有效界值；EN：期望样本量；PET：一阶段中止概率；r_1：一阶段有效人数；n_1：一阶段入组人数；r：总有效人数；N：总样本量。每组（π_0，π_1）的第一行、第二行、第三行对应的（α，β）为（0.10，0.10）、（0.05，0.20）、（0.05，0.10）。

Simon 二阶段设计样本量 $\pi_1 - \pi_0 = 0.15$

π_0	π_1	最优化设计				最小最大设计			
		中止临界值		EN	PET	中止临界值		EN	PET
		$\leq r_1/n_1$	r/N			$\leq r_1/n_1$	$\leq r/N$		
0.05	0.20	0/12	3/37	23.5	0.54	0/18	3/32	26.4	0.40
		0/10	3/29	17.6	0.60	0/13	3/27	19.8	0.51
		1/21	4/41	26.7	0.72	1/29	4/38	32.9	0.57
0.10	0.25	2/21	7/50	31.2	0.65	2/27	6/40	33.7	0.48
		2/18	7/43	24.7	0.73	2/22	7/40	28.8	0.62
		2/21	10/66	36.8	0.65	3/31	9/55	40.0	0.62
0.20	0.35	5/27	16/63	43.6	0.54	6/33	15/58	45.5	0.50
		5/22	19/72	35.4	0.73	6/31	15/53	40.4	0.57
		8/37	22/83	51.4	0.69	8/42	21/77	58.4	0.53
0.30	0.45	9/30	29/82	51.4	0.59	16/50	25/69	56.0	0.68
		9/27	30/81	41.7	0.73	16/46	25/65	49.6	0.81
		13/40	40/110	60.8	0.70	27/77	33/88	78.5	0.86
0.40	0.55	16/38	40/88	54.5	0.67	18/45	34/73	57.2	0.56
		11/26	40/84	44.9	0.67	28/59	34/70	60.1	0.90
		19/45	49/104	64.0	0.68	24/62	45/94	78.9	0.47

续表

π0	π1	最优化设计				最小最大设计			
		中止临界值		EN	PET	中止临界值		EN	PET
		≤r_1/n_1	r/N			≤r_1/n_1	≤r/N		
0.50	0.65	18/35	47/84	53.0	0.63	19/40	41/72	58.0	0.44
		15/28	48/83	43.7	0.71	39/66	40/68	66.1	0.95
		22/42	60/105	62.3	0.68	28/57	54/93	75.0	0.50
0.60	0.75	21/34	47/71	47.1	0.65	25/43	43/64	54.4	0.46
		17/27	46/67	39.4	0.69	18/30	43/62	43.8	0.57
		21/34	64/95	55.6	0.65	48/72	57/84	73.2	0.90
0.70	0.85	14/20	45/59	36.2	0.58	15/22	40/52	36.8	0.51
14/19	46/59	14/19	46/59	30.3	0.72	16/23	39/49	34.4	0.56
18/25	61/79	18/25	61/79	43.4	0.66	33/44	53/68	48.5	0.81
0.80	0.95	5/7	27/31	20.8	0.42	5/7	27/31	20.8	0.42
		7/9	26/29	17.7	0.56	7/9	26/29	17.7	0.56
		16/19	37/42	24.4	0.76	31/35	35/40	35.3	0.94

π0：最大无效界值；π1：最小有效界值；EN：期望样本量；PET：一阶段中止概率；r_1：一阶段有效人数；n_1：一阶段入组人数；r：总有效人数；N：总样本量。每组（π0，π1）的第一行、第二行、第三行对应的（α，β）为（0.10，0.10）、（0.05，0.20）、（0.05，0.10）。

附表 2 Ensign 三阶段设计样本量

Ensign 三阶段设计样本量 $\pi_1 - \pi_0 = 0.2$

π_0	π_1	中止临界值			EN	阶段 1 中止概率	总中止概率
		阶段 1 $= r_1/n_1$	阶段 2 $\leqslant r_2/(n_1+n_2)$	阶段 3 $\leqslant r_3/N$			
0.05	0.25	0/9	1/19	2/25	13.8	0.63	0.81
		0/7	1/15	3/26	10.9	0.70	0.87
		0/9	1/22	3/30	15.5	0.63	0.78
0.1	0.3	0/10	2/19	4/26	17.8	0.35	0.73
		0/6	2/17	5/29	13.4	0.53	0.81
		0/9	3/22	7/45	20.6	0.39	0.84
0.15	0.35	0/9	2/16	7/33	21.5	0.23	0.58
		0/5	3/17	9/41	16.6	0.44	0.79
		0/9	4/23	10/44	24.9	0.23	0.75
0.2	0.4	0/8	3/16	11/42	24.9	0.17	0.61
		0/5	4/17	12/43	18.7	0.33	0.78
		0/7	5/23	15/54	28.6	0.21	0.71
0.25	0.45	0/6	6/23	14/44	26.8	0.18	0.67
		0/5	5/17	16/48	21.0	0.24	0.78
		0/7	6/22	20/61	31.4	0.13	0.70
0.3	0.5	0/6	6/20	17/46	28.3	0.12	0.62
		0/5	5/15	19/49	22.5	0.17	0.73
		0/8	8/24	24/63	33.7	0.06	0.73

续表

π_0	π_1	中止临界值			EN	阶段1 中止概率	总中止概率
		阶段1 $= r_1/n_1$	阶段2 $\leq r_2/(n_1+n_2)$	阶段3 $\leq r_3/N$			
0.35	0.55	0/6	7/20	20/47	29.6	0.08	0.61
		0/6	8/20	19/42	24.1	0.08	0.77
		0/5	10/26	29/67	34.6	0.12	0.73
0.4	0.6	0/6	8/20	22/46	29.8	0.05	0.60
		0/5	7/16	24/48	24.2	0.08	0.72
		0/5	9/22	30/61	35.1	0.08	0.63
0.45	0.65	0/5	10/21	26/50	29.4	0.05	0.68
		0/5	7/15	24/43	24.2	0.05	0.65
		0/5	15/30	32/59	35.4	0.05	0.77
0.5	0.7	0/5	11/21	26/45	28.4	0.03	0.67
		0/5	8/15	26/43	23.2	0.03	0.70
		0/5	12/23	34/57	33.9	0.03	0.66
0.55	0.75	0/5	10/18	26/41	26.8	0.02	0.61
		0/5	9/15	28/43	22.1	0.02	0.74
		0/5	10/18	35/54	31.8	0.02	0.61
0.6	0.8	0/5	6/11	26/38	25.3	0.01	0.47
		0/5	7/11	30/43	20.4	0.01	0.71
		0/5	12/19	37/53	29.3	0.01	0.69
0.65	0.85	0/5	10/15	25/34	21.6	0.01	0.65
		0/5	10/14	25/33	18.1	0.01	0.79
		0/5	10/15	33/44	25.2	0.01	0.65
0.7	0.9	0/5	6/9	22/28	17.8	0.00	0.53
		0/5	4/6	22/27	14.8	0.00	0.58
		0/5	11/15	29/36	21.2	0.00	0.70
0.75	0.95	0/5	6/8	16/19	12.0	0.00	0.63
		0/5	9/11	24/28	13.2	0.00	0.80
		0/5	7/9	19/22	14.7	0.00	0.70

π_0：最大无效界值；π_1：最小有效界值；EN：期望样本量；r_1：一阶段有效人数；n_1：一阶段入组人数；r_2：二阶段有效人数；(n_1+n_2)：一、二阶段入组总人数；r：总有效人数；N：总样本量。每组（π_0，π_1）的第一行、第二行、第三行对应的（α，β）为（0.10，0.10）、（0.05，0.20）、（0.05，0.10）。

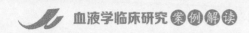

Ensign 三阶段设计样本量 $\pi_1 - \pi_0 = 0.15$

π_0	π_1	中止临界值			EN	阶段 1 中止概率	总中止概率
		阶段 1 $= r_1/n_1$	阶段 2 $\leq r_2/(n_1+n_2)$	阶段 3 $\leq r/N$			
0.05	0.2	0/12	1/25	3/38	21.7	0.54	0.72
		0/10	2/24	3/31	16.3	0.60	0.90
		0/14	2/29	4/43	23.9	0.49	0.84
0.1	0.25	0/11	3/29	7/50	29.6	0.31	0.70
		0/9	3/25	7/43	22.6	0.39	0.79
		0/13	3/27	10/66	34.0	0.25	0.72
0.15	0.3	0/12	4/28	11/55	36.6	0.14	0.60
		0/9	5/27	12/56	28.6	0.23	0.80
		0/12	6/35	16/77	42.6	0.14	0.74
0.2	0.35	0/11	7/34	16/63	42.5	0.09	0.64
		0/6	6/28	18/67	33.4	0.26	0.71
		0/9	10/44	23/88	50.0	0.13	0.75
0.25	0.4	0/8	8/32	23/76	46.9	0.10	0.61
		0/6	7/26	24/75	37.0	0.18	0.71
		0/9	11/41	30/95	55.4	0.08	0.69
0.3	0.45	0/7	13/41	28/79	50.6	0.08	0.67
		0/7	9/27	31/84	40.7	0.08	0.73
		0/9	14/43	38/104	59.3	0.04	0.7I
0.35	0.5	0/9	12/34	33/81	52.6	0.02	0.59
		0/5	12/31	37/88	42.5	0.12	0.75
		0/8	17/45	45/108	61.9	0.03	0.71
0.4	0.55	0/11	16/38	40/88	54.4	0.00	0.67
		0/5	14/32	40/84	43.5	0.08	0.74
		0/10	19/45	49/104	63.7	0.01	0.68
0.45	0.6	0/6	15/34	40/78	53.8	0.03	0.54
		0/5	12/25	47/90	43.7	0.05	0.70
		0/6	20/42	59/114	63.1	0.03	0.70
0.5	0.65	0/5	16/32	46/82	52.5	0.03	0.57
		0/5	12/23	49/85	43.4	0.03	0.66

| π_0 | π_1 | 中止临界值 | | | EN | 阶段1 中止概率 | 总中止概率 |
		阶段1 $= r_1/n_1$	阶段2 $\leq r_2/(n_1+n_2)$	阶段3 $\leq r/N$			
		0/6	22/42	60/105	61.7	0.02	0.68
0.55	0.7	0/7	19/34	46/75	50.0	0.00	0.60
		0/5	15/26	48/76	41.6	0.02	0.68
		0/5	23/40	64/96	59.3	0.02	0.68
0.6	0.75	0/5	21/34	47/71	46.8	0.01	0.65
		0/5	13/21	49/72	38.7	0.01	0.65
		0/5	14/23	90/98	51.5	0.01	0.61
0.65	0.8	0/5	17/26	47/66	42.3	0.01	0.59
		0/5	12/18	49/67	35.3	0.01	0.65
		0/5	8/13	74/78	45.5	0.01	0.50
0.7	0.85	0/5	14/20	45/59	36.2	0.00	0.58
		0/5	14/19	46/59	30.3	0.00	0.72
		0/5	12/17	68/72	38.3	0.00	0.61
0.75	0.9	0/5	16/21	36/44	29.4	0.00	0.63
		0/5	10/13	40/48	24.6	0.00	0.67
		0/5	8/11	55/57	31.9	0.00	0.54
0.8	0.95	0/5	5/7	27/31	20.8	0.00	0.42
		0/5	7/9	26/29	17.7	0.00	0.56
		0/5	8/10	44/45	23.2	0.00	0.62

π_0: 最大无效界值; π_1: 最小有效界值; EN: 期望样本量; r_1: 一阶段有效人数; n_1: 一阶段入组人数; r_2: 二阶段有效人数; (n_1+n_2): 一、二阶段入组总人数; r: 总有效人数; N: 总样本量。每组 (π_0, π_1) 的第一行、第二行、第三行对应的 (α, β) 为 (0.10, 0.10)、(0.05, 0.20)、(0.05, 0.10)。

附录1　观察性研究 STROBE 声明清单

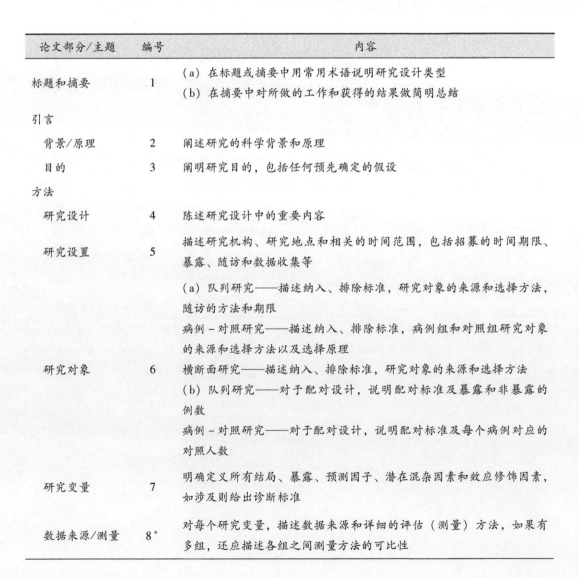

论文部分/主题	编号	内容
标题和摘要	1	（a）在标题或摘要中用常用术语说明研究设计类型 （b）在摘要中对所做的工作和获得的结果做简明总结
引言		
背景/原理	2	阐述研究的科学背景和原理
目的	3	阐明研究目的，包括任何预先确定的假设
方法		
研究设计	4	陈述研究设计中的重要内容
研究设置	5	描述研究机构、研究地点和相关的时间范围，包括招募的时间期限、暴露、随访和数据收集等
研究对象	6	（a）队列研究——描述纳入、排除标准，研究对象的来源和选择方法，随访的方法和期限 病例-对照研究——描述纳入、排除标准，病例组和对照组研究对象的来源和选择方法以及选择原理 横断面研究——描述纳入、排除标准，研究对象的来源和选择方法 （b）队列研究——对于配对设计，说明配对标准及暴露和非暴露的例数 病例-对照研究——对于配对设计，说明配对标准及每个病例对应的对照人数
研究变量	7	明确定义所有结局、暴露、预测因子、潜在混杂因素和效应修饰因素，如涉及则给出诊断标准
数据来源/测量	8*	对每个研究变量，描述数据来源和详细的评估（测量）方法，如果有多组，还应描述各组之间测量方法的可比性

续表

论文部分/主题	编号	内容
偏倚	9	描述解决潜在偏倚的方法
样本量	10	描述样本量确定的方法
定量变量	11	阐释定量变量如何分析，如涉及，描述分组的方法和原因
统计学方法	12	(a) 描述所有统计方法，包括如何控制混杂因素 (b) 描述亚组分析和交互作用分析的方法 (c) 解释如何处理缺失数据 (d) 队列研究——如涉及，解释如何处理失访问题 病例–对照研究——如涉及，解释如何对病例和对照进行配对 横断面研究——如涉及，描述考虑抽样策略的分析方法 (e) 描述采用的敏感性分析方法
结果		
研究对象	13*	(a) 报告研究各个阶段的研究对象例数，如可能合格的例数、被检验是否合格的例数、确认合格的例数、纳入研究的例数、完成随访的例数和用于分析的例数 (b) 解释各个阶段研究对象退出的原因 (c) 推荐使用流程图
描述性资料	14*	(a) 描述研究对象的特征（如人口学、临床、社会学特征）以及关于暴露和潜在混杂因素的信息 (b) 描述每个研究变量的数据缺失情况 (c) 队列研究——总结随访时间（如平均随访时间和总随访时间）
结局资料	15*	队列研究——报告结局事件的数量或综合指标 病例–对照研究——报告各个暴露类别的人数或暴露综合指标 横断面研究——报告结局事件的数量或综合指标
主要结果	16	(a) 报告未校正的和按混杂因素校正的估计值以及精确度（如95%置信区间），阐明选择按照哪些混杂因素进行校正以及选择的原因 (b) 将连续性变量进行分组时，需报告每组观察值的范围 (c) 对有意义的危险因素，可以将相对危险度转化为绝对危险度
其他分析	17	报告其他进行的分析，如亚组分析、交互效应分析或敏感性分析
讨论		
主要结果	18	根据研究目的概括主要结果
局限性	19	讨论研究的局限性，考虑潜在偏倚或不精确性的来源，讨论任何潜在偏倚的方向和大小

续表

论文部分/主题	编号	内容
解释	20	结合研究目的、研究局限性、多重分析结果、相似研究结果和其他相关证据，谨慎给出一个总体的结果解释
可推广性	21	讨论研究结果的可推广性（外部有效性）
其他信息		
资助	22	提供当前研究的资助来源和资助者，如涉及，可提供原始研究的资助来源

* 如涉及，在病例–对照研究中需分别给出病例和对照的信息，在队列研究和横断面研究中需给出暴露组和非暴露组的信息。

说明：在一篇解释和阐述的文章中，讨论了清单中的每一个条目，给出了方法学背景及已发表的文献报告的范例。推荐将 STROBE 清单与这篇文章联合使用［这篇文章可以在 PLoS Medicine 网站（http://www.plosmedicine.org/）、Annals of Internal Medicine 网站（http://www.annals.org/）、Epidemiology 网站（http://www.epidem.com/）免费下载］。关于 STROBE 的信息详见官方网站 www.strobe-statement.org。

STROBE Statement:

checklist of items that should be included in reports of observational studies

Topic	Item No	Recommendation
Title and abstract	1	(a) Indicate the study's design with a commonly used term in the title or the abstract (b) Provide in the abstract an informative and balanced summary of what was done and what was found
Introduction		
Background/rationale	2	Explain the scientific background and rationale for the investigation being reported
Objectives	3	State specific objectives, including any prespecified hypotheses
Methods		
Study design	4	Present key elements of study design early in the paper
Setting	5	Describe the setting, locations, and relevant dates, including periods of recruitment, exposure, follow-up, and data collection
Participants	6	(a) Cohort study—Give the eligibility criteria, and the sources and methods of selection of participants. Describe methods of follow-up *Case-control study*—Give the eligibility criteria, and the sources and methods of case ascertainment and control selection. Give the rationale for the choice of cases and controls *Cross-sectional study*—Give the eligibility criteria, and the sources and methods of selection of participants (b) *Cohort study*—For matched studies, give matching criteria and number of exposed and unexposed *Case-control study*—For matched studies, give matching criteria and the number of controls per case
Variables	7	Clearly define all outcomes, exposures, predictors, potential confounders, and effect modifiers. Give diagnostic criteria, if applicable
Data sources/measurement	8*	For each variable of interest, give sources of data and details of methods of assessment (measurement). Describe comparability of assessment methods if there is more than one group
Bias	9	Describe any efforts to address potential sources of bias
Study size	10	Explain how the study size was arrived at
Quantitative variables	11	Explain how quantitative variables were handled in the analyses. If applicable, describe which groupings were chosen and why

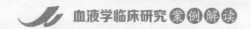
Topic	Item No	Recommendation
Statistical methods	12	(a) Describe all statistical methods, including those used to control for confounding (b) Describe any methods used to examine subgroups and interactions (c) Explain how missing data were addressed (d) *Cohort study*—If applicable, explain how loss to follow-up was addressed *Case-control study*—If applicable, explain how matching of cases and controls was addressed *Cross-sectional study*—If applicable, describe analytical methods taking account of sampling strategy (e) Describe any sensitivity analyses

Results

Topic	Item No	Recommendation
Participants	13 *	(a) Report numbers of individuals at each stage of study—eg numbers potentially eligible, examined for eligibility, confirmed eligible, included in the study, completing follow-up, and analysed (b) Give reasons for non-participation at each stage (c) Consider use of a flow diagram
Descriptive data	14 *	(a) Give characteristics of study participants (eg demographic, clinical, social) and information on exposures and potential confounders (b) Indicate number of participants with missing data for each variable of interest (c) *Cohort study*—Summarise follow-up time (eg, average and total amount)
Outcome data	15 *	*Cohort study*—Report numbers of outcome events or summary measures over time *Case-control study*—Report numbers in each exposure category, or summary measures of exposure *Cross-sectional study*—Report numbers of outcome events or summary measures
Main results	16	(a) Give unadjusted estimates and, if applicable, confounder-adjusted estimates and their precision (eg, 95% confidence interval). Make clear which confounders were adjusted for and why they were included (b) Report category boundaries when continuous variables were categorized (c) If relevant, consider translating estimates of relative risk into absolute risk for a meaningful time period

续表

Topic	Item No	Recommendation
Other analyses	17	Report other analyses done—eg analyses of subgroups and interactions, and sensitivity analyses
Discussion		
Key results	18	Summarise key results with reference to study objectives
Limitations	19	Discuss limitations of the study, taking into account sources of potential bias or imprecision. Discuss both direction and magnitude of any potential bias
Interpretation	20	Give a cautious overall interpretation of results considering objectives, limitations, multiplicity of analyses, results from similar studies, and other relevant evidence
Generalisability	21	Discuss the generalisability (external validity) of the study results
Other information		
Funding	22	Give the source of funding and the role of the funders for the present study and, if applicable, for the original study on which the present article is based

* Give information separately for cases and controls in case-control studies and, if applicable, for exposed and unexposed groups in cohort and cross-sectional studies.

Note: An Explanation and Elaboration article discusses each checklist item and gives methodological background and published examples of transparent reporting. The STROBE checklist is best used in conjunction with this article (freely available on the Web sites of PLoS Medicine at http: //www. plosmedicine. org/, Annals of Internal Medicine at http: //www. annals. org/, and Epidemiology at http: //www. epidem. com/). Information on the STROBE Initiative is available at www. strobe-statement. org.

STROBE 流程图

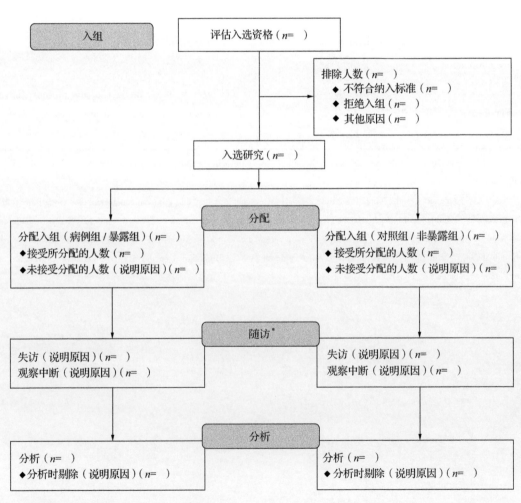

* 随访仅用于队列研究。

STROBE Flow Diagram

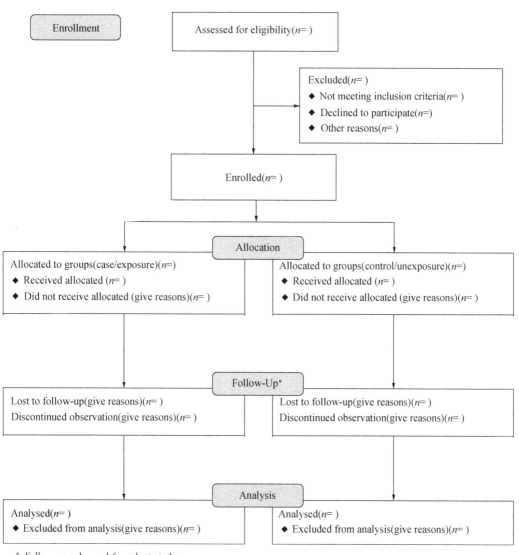

Enrollment

Assessed for eligibility($n=$)

Excluded($n=$)
- ◆ Not meeting inclusion criteria($n=$)
- ◆ Declined to participate($n=$)
- ◆ Other reasons($n=$)

Enrolled($n=$)

Allocation

Allocated to groups(case/exposure)($n=$)
- ◆ Received allocated ($n=$)
- ◆ Did not receive allocated (give reasons)($n=$)

Allocated to groups(control/unexposure)($n=$)
- ◆ Received allocated ($n=$)
- ◆ Did not receive allocated (give reasons)($n=$)

Follow-Up*

Lost to follow-up(give reasons)($n=$)
Discontinued observation(give reasons)($n=$)

Lost to follow-up(give reasons)($n=$)
Discontinued observation(give reasons)($n=$)

Analysis

Analysed($n=$)
- ◆ Excluded from analysis(give reasons)($n=$)

Analysed($n=$)
- ◆ Excluded from analysis(give reasons)($n=$)

* Follow-up only used for cohort study.

（马跃申）

附录 2 随机试验
CONSORT 2010 声明清单

论文部分/主题	编号	内容	报告页码
标题和摘要			
	1a	标题中可以识别出为随机试验	
	1b	摘要采用结构式,包括试验的设计、方法、结果和结论(详见 CONSORT for abstract)	
引言			
背景和目的	2a	科学背景和基本原理的阐释	
	2b	具体研究目的或研究假设	
方法			
试验设计	3a	描述试验设计(如平行组设计、析因设计),包括分组比例	
	3b	试验开始后对试验方法做的重要变更(如纳入排除标准)及其原因	
受试者	4a	受试者的纳入、排除标准	
	4b	资料数据收集的条件和地点	
干预措施	5	详细描述各组的干预措施,以便重复,包括如何及何时实施干预	
结局	6a	明确定义预先设定的主要和次要结局指标及测量方法,包括如何及何时进行评估测量	
	6b	试验开始后结局指标的任何变更及其原因	
样本量	7a	样本量是如何确定的	
	7b	如涉及,解释期中分析和终止试验的准则	

续表

论文部分/主题	编号	内容	报告页码
随机化			
序列产生	8a	产生随机分配序列的方法	
	8b	随机化的类型；各种限制条件的细节（如区组和区组大小）	
分配隐藏机制	9	用于实施随机分配序列的机制（如按序编码的封藏法），说明干预措施分配前采取的隐藏序列号的措施	
实施	10	谁产生随机分配序列，谁登记入组受试者，谁给受试者分配干预措施	
盲法	11a	如果实施盲法，分配干预措施后谁处于盲态（如受试者、干预实施者、结局评估者）以及如何实施	
	11b	如有涉及，描述不同干预间的相似性	
统计分析方法	12a	用于比较组间主要和次要结局指标的统计分析方法	
	12b	附加分析的方法，如亚组分析和校正分析	
结果			
受试者流程（强力推荐使用流程图）	13a	各组参与随机分配的受试者例数，各组接受意向治疗的受试者例数，以及各组参与主要结局分析的受试者例数	
	13b	随机分组后，各组失访和剔除的受试者例数及其原因	
招募	14a	规定招募和随访的时间期限	
	14b	试验结束和终止的理由	
基线资料	15	用统计表列出各组受试者的基线人口学资料和临床特征	
纳入分析的例数	16	在各分析集中各组受试者的例数（分母），以及是否按原始的分组分析	
结局和估计	17a	各组每个主要和次要结局指标评估效应大小和精确度（如95%置信区间）	
	17b	对二分类结局指标，建议同时给出绝对和相对效应值的大小	
辅助分析	18	其他分析的结果，包括亚组分析和校正分析，指出哪些是预定的、哪些是探索性的	
危害（不良事件）	19	各组所有重要的不良事件或非预期的效应（详见CONSORT for harms）	

续表

论文部分/主题	编号	内容	报告页码
讨论			
局限性	20	试验的局限性，说明潜在的偏倚和不精确性（误差）的来源，以及多重比较分析（如有涉及）	
可推广性	21	试验结果的可推广性（外部有效性、适用性）	
解释	22	解释应与结果相对应，权衡结果的利弊，并考虑其他相关证据	
其他信息			
注册	23	注册号和注册机构名	
方案	24	如果可能的话，哪里可以获得完整的试验方案	
资助	25	基金来源和其他资助（如药品供应），资助者在本研究中的角色	

* 我们强力推荐结合 "CONSORT 2010 Explanation and Elaboration" 阅读本声明，"CONSORT 2010 Explanation and Elaboration" 对本声明中的全部条目做了详细阐述。另外我们还推荐必要时阅读关于 "群组随机试验""非劣效性和等效性试验""非药物治疗""中草药干预" 以及 "实效性试验" 等各种 CONSORT 扩展版，其他扩展版即将面世。与本声明清单相关的扩展版和最新参考资料，请见官方网站 www. consort-statement. org.

CONSORT 2010 checklist of information to include when reporting a randomised trial *

Section/Topic	Item No	Checklist item	Reported on page No
Title and abstract			
	1a	Identification as a randomised trial in the title	
	1b	Structured summary of trial design, methods, results, and conclusions (for specific guidance see CONSORT for abstracts)	
Introduction			
Background and objectives	2a	Scientific background and explanation of rationale	
	2b	Specific objectives or hypotheses	
Methods			
Trial design	3a	Description of trial design (such as parallel, factorial) including allocation ratio	
	3b	Important changes to methods after trial commencement (such as eligibility criteria), with reasons	
Participants	4a	Eligibility criteria for participants	
	4b	Settings and locations where the data were collected	
Interventions	5	The interventions for each group with sufficient details to allow replication, including how and when they were actually administered	
Outcomes	6a	Completely defined pre-specified primary and secondary outcome measures, including how and when they were assessed	
	6b	Any changes to trial outcomes after the trial commenced, with reasons	
Sample size	7a	How sample size was determined	
	7b	When applicable, explanation of any interim analyses and stopping guidelines	
Randomisation:			
Sequence generation	8a	Method used to generate the random allocation sequence	
	8b	Type of randomisation; details of any restriction (such as blocking and block size)	

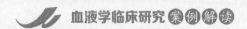 血液学临床研究案例解读

续表

Section/Topic	Item No	Checklist item	Reported on page No
Allocation conceal-ment mechanism	9	Mechanism used to implement the random allocation sequence (such as sequentially numbered containers), describing any steps taken to conceal the sequence until interventions were assigned	
Implementation	10	Who generated the random allocation sequence, who enrolled participants, and who assigned participants to interventions	
Blinding	11a	If done, who was blinded after assignment to interventions (for example, participants, care providers, those assessing outcomes) and how	
	11b	If relevant, description of the similarity of interventions	
Statistical methods	12a	Statistical methods used to compare groups for primary and secondary outcomes	
	12b	Methods for additional analyses, such as subgroup analyses and adjusted analyses	
Results			
Participant flow (a diagram is strongly recommended)	13a	For each group, the numbers of participants who were ran-domly assigned, received intended treatment, and were ana-lysed for the primary outcome	
	13b	For each group, losses and exclusions after randomisation, together with reasons	
Recruitment	14a	Dates defining the periods of recruitment and follow-up	
	14b	Why the trial ended or was stopped	
Baseline data	15	A table showing baseline demographic and clinical characteris-tics for each group	
Numbers analysed	16	For each group, number of participants (denominator) in-cluded in each analysis and whether the analysis was by origi-nal assigned groups	
Outcomes and esti-mation	17a	For each primary and secondary outcome, results for each group, and the estimated effect size and its precision (such as 95% confidence interval)	

续表

Section/Topic	Item No	Checklist item	Reported on page No
	17b	For binary outcomes, presentation of both absolute and relative effect sizes is recommended	
Ancillary analyses	18	Results of any other analyses performed, including subgroup analyses and adjusted analyses, distinguishing pre-specified from exploratory	
Harms	19	All important harms or unintended effects in each group (for specific guidance see CONSORT for harms)	
Discussion			
Limitations	20	Trial limitations, addressing sources of potential bias, imprecision, and, if relevant, multiplicity of analyses	
Generalisability	21	Generalisability (external validity, applicability) of the trial findings	
Interpretation	22	Interpretation consistent with results, balancing benefits and harms, and considering other relevant evidence	
Other information			
Registration	23	Registration number and name of trial registry	
Protocol	24	Where the full trial protocol can be accessed, if available	
Funding	25	Sources of funding and other support (such as supply of drugs), role of funders	

* We strongly recommend reading this statement in conjunction with the CONSORT 2010 Explanation and Elaboration for important clarifications on all the items. If relevant, we also recommend reading CONSORT extensions for cluster randomised trials, non-inferiority and equivalence trials, non-pharmacological treatments, herbal interventions, and pragmatic trials. Additional extensions are forthcoming: for those and for up to date references relevant to this checklist, see www. consort-statement. org.

CONSORT 2010 流程图

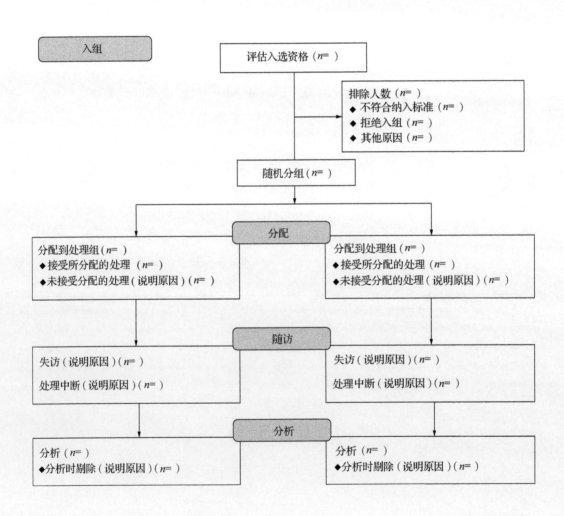

CONSORT 2010 Flow Diagram

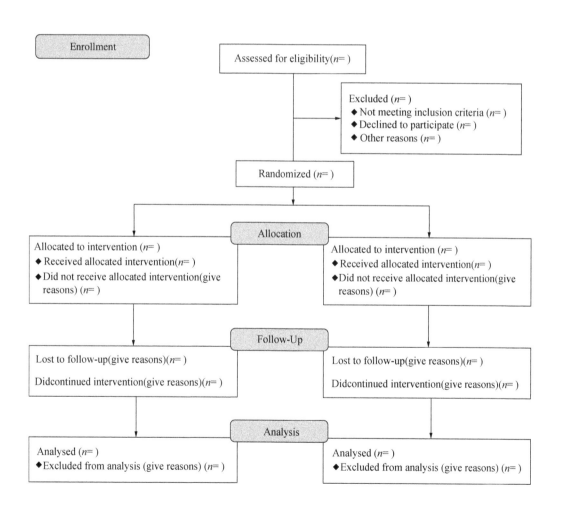